Shalu Rai
Deepankar Misra
Pooja Kalita

RADIOLOGIA MAXILO-FACIAL EM ODONTOLOGIA FORENSE

Shalu Rai
Deepankar Misra
Pooja Kalita

RADIOLOGIA MAXILO-FACIAL EM ODONTOLOGIA FORENSE

RADIOLOGIA MAXILO-FACIAL EM CIÊNCIAS FORENSES

ScienciaScripts

Imprint

Any brand names and product names mentioned in this book are subject to trademark, brand or patent protection and are trademarks or registered trademarks of their respective holders. The use of brand names, product names, common names, trade names, product descriptions etc. even without a particular marking in this work is in no way to be construed to mean that such names may be regarded as unrestricted in respect of trademark and brand protection legislation and could thus be used by anyone.

Cover image: www.ingimage.com

Este livro é uma tradução do original publicado sob ISBN 978-613-8-94745-5.

Publisher:
Sciencia Scripts
is a trademark of
International Book Market Service Ltd., member of OmniScriptum Publishing Group
17 Meldrum Street, Beau Bassin 71504, Mauritius
Printed at: see last page
ISBN: 978-620-3-34781-4

CONTEÚDO

FO	Odontologia Forense
AM	Antemortem
PM	Post-mortem
2-D	Duas Dimensões
3-D	Tridimensional
CT	Tomografia Computadorizada
eLU-CT	eXplore Locus Ultra painel plano Tomografia Computadorizada
MSCT	Tomografia computorizada de múltiplas fatias
MRI	Imagem de Ressonância Magnética
TCFC	Tomografia computadorizada de feixe cônico
IFM	Incidente de Mortalidade Múltipla
DVI	Identificação de Vítimas de Catástrofes
JPEG	Grupo Conjunto de Peritos Fotográficos
IOPA	IntraOral Periapical
PGR	Orthopantomogram
CAMPI	Imagens post-mortem assistidas por computador
EM	Microsoft
ADN	Ácido desoxirribonucleico
ICW	Largura Canina Inter-arco
FS	Seios frontais
EM	Maxillary Sinus
FM	Foramen Magnum
IMD	Distância entre mastóides
IMLSD	Superfícies laterais inter-mastóides (direita e esquerda) Distância
MF e	Fogueira de Mastoide
MMCA	Ângulo de Convergência Medial da Mastoide
PA	Postero-anterior
FR	Reconstrução Facial
CFR	Reconstrução Cranio-Facial
FFR	Reconstrução Facial Forenseada
FIRM	Morfografia Reconstrutiva de Imagens Rosto
MDCT	Tomografia Computadorizada Multidetectores

USG	Ultrasonografia
PMCT	Tomografia Computadorizada Pós-morte
MR	Ressonância Magnética
MRS	Espectroscopia de Ressonância Magnética
RA	Prototipagem rápida
CAD	Desenho assistido por computador
STL	Linguagem Padrão de Tesselação
AMF	Formato de Fabrico de Aditivos
DICOM	Imagem e Comunicação Digital em Medicina
RFID	Dispositivos de identificação por radiofrequência
AI	Inteligência Artificial
ISA	Agente de software inteligente
FTR	Reconstrução de Dentes Forenses
SIDA	Sistema automatizado de identificação dentária
CDA	Análise de condução cruzada
DEB	Saco de provas digitais

A ciência forense é uma especialidade intrigante, empregada em todo o mundo para resolver disputas civis, para aplicar com justiça leis criminais e regulamentos governamentais, e para proteger a saúde pública. [1] Com o aumento da população em todo o mundo, a taxa de criminalidade aumentou lateralmente, o *"Modus Operandi"* dos criminosos avançou subsequentemente, o que compromete a estabilidade e a segurança da população a nível internacional. A medicina legal desempenha um papel fundamental na garantia da segurança e no estabelecimento da culpa ou inocência de potenciais suspeitos, sendo assim de grande importância. [2] É uma ala importante, constituída por uma extensa rede, que é fracionada em muitos ramos, alguns dos principais incluem: biologia forense, química forense, antropologia forense, dentisteria forense, ciências forenses comportamentais, etc. [3]

A palavra **forense** vem do latim *"forense"* que significa público ao fórum ou discussão pública; argumentativa, retórica, pertencente ao debate ou discussão. [3] A definição mais aceitável de medicina dentária forense ou odontologia forense (FO) de acordo com o Brigadeiro-General. D. V. Taylor (1968) é "A aplicação dos conhecimentos dentários à elucidação de problemas legais". Foi ainda definido por Keiser-Nielson (1980) como "O ramo da medicina legal forense que, no interesse da justiça, trata do tratamento e exame adequados das provas dentárias e da avaliação e apresentação adequadas dos resultados dentários". [3]

A medicina dentária forense, envolve a cavidade oral, que tem um papel fundamental na determinação dos resultados precisos de um crime que é investigado. [4] A principal utilidade da odontologia forense está na identificação de restos humanos com base nas características individualistas presentes nos dentes de diferentes indivíduos. Os dentes são a parte mais forte do corpo humano, que pode resistir a grandes explosões e não são normalmente danificados por incidentes como calamidades naturais ou desastres. Assim, é provável que os dentes sejam recuperados mesmo em incidentes de mortalidade em massa, onde os outros meios de identificação, tais como impressões digitais e características faciais, são destruídos. Os dentes ajudam na determinação da idade, sexo, raça, ocupação e hábitos de um indivíduo. [5] Principalmente a medicina dentária forense ou odontologia compreende a identificação de um único corpo, identificação de vítimas de desastres, estimativa de idade, determinação do sexo, e identificação e análise das marcas de mordidas. [6]

A descoberta de Raios-X pelo Dr. William Conard Roentgen, em 1895, proporcionou um instrumento surpreendente para os médicos de todo o mundo e foi considerado um dos eventos mais revolucionários da história da odontologia. Os Raios-X proporcionaram vantagens fenomenais e foram alcançados progressos significativos através das novas possibilidades de um exame radiológico. Em breve, a aplicação dos raios X foi realizada como uma arma potencial pelos investigadores legais da medicina. [8]

No entanto, a Radiologia Forense, ainda se encontra numa fase evolutiva, tem uma origem humilde e é responsável pela fixação de parâmetros de referência desde os tempos primordiais. Os escritos antigos têm fornecido provas de que os princípios médicos têm sido aplicados a questões legais desde há milhares de anos. A imagem radiológica é melhor definida como uma instituição, que liga os pontos, entre a medicina e o direito. Desempenha um papel extraordinário em muitas dessas encruzilhadas, desde a identificação de mortos até à autenticação de arte sem preço. [8]

A Radiografia Maxilo-facial é um ramo integral da odontologia forense. Tornou-se um procedimento de rotina em hospitais e clínicas dentárias/médicas no cenário actual.

Aspira a ser um domínio poderoso para os odontologistas forenses, na detecção dentária. A Radiologia Maxilo-facial é utilizada para o reconhecimento comparativo, que tenta uma identificação conclusiva através da comparação do registo radiográfico do indivíduo falecido. É também útil na identificação reconstrutiva ou perfil dentário, tentativas em técnicas de reconstrução facial para obter a identidade perdida de um indivíduo. [9]

No cenário actual, o objectivo da radiologia forense é versátil e avançado. Na Radiologia Forense, o processo de identificação é caracterizado pela utilização de técnicas apropriadas e pode ser desenvolvido por Radiologistas Maxilofaciais qualificados. A identificação é feita por comparação de radiografias ante mortem e post-mortem. Os detalhes anatómicos dos dentes podem ser utilizados para identificação. O exame radiográfico da estrutura esquelética é um procedimento potencialmente útil para a identificação quer em restos humanos quer em pessoas vivas. Outras aplicações da Radiologia Forense incluem, Avaliação da Idade Dentária pela Técnica de Nolla, Técnica Demirjiana, Método de Moores. [10]

O avanço da tecnologia em todo o mundo acrescentou também ajudas progressivas no campo da radiologia forense. O recente avanço na medicina dentária forense inclui a introdução de modalidades radiológicas nas técnicas de autópsia, o que estabeleceu uma referência neste campo. É hoje, uma ferramenta complementar de identificação forense e é conhecida como Autópsia Virtual ou Virtopsia, e simplificou a autópsia convencional nos dias de hoje. [11] Além disso, a utilização do Reconhecimento de Implantes Dentários para Avaliação na Identificação Humana e impressão tridimensional (3D) em odontologia forense, não pode ser negligenciada, para fins investigativos ou judiciais. Contudo, estas técnicas ainda estão florescentes e ainda por estabelecer e ser reconhecidas por odontologistas forenses, advogados e testemunhas especializadas no tribunal. [12]

Actualmente, são também incorporadas novas técnicas digitais para identificação onde se compara a morfologia da raiz dentária e a orientação espacial das raízes entre as radiografias ante mortem e post-mortem. A utilização de eLU-CT (eXplore Locus Ultra flat panel CT) de alta resolução reduz problemas como artefactos de estrias causadas por obturações dentárias metálicas. A TC transportada multiplacas, a ressonância magnética e a TCFC tornaram-se valiosas na realização de radiografias dentárias post mortem num curto espaço de tempo e digitalizam mesmo as áreas de difícil acesso. A biometria dentária é uma nova inovação que utiliza radiografias dentárias para identificação humana. [9]

O progresso em qualquer campo da ciência está relacionado com os avanços técnicos que ocorrem nesse campo. A imagiologia maxilo-facial tinha estabelecido os seus passos, desde a radiografia plana bidimensional até às complexas técnicas de imagiologia tridimensional. Todas estas técnicas têm servido com sucesso muitos propósitos no campo da medicina dentária forense e estão a progredir rapidamente para um novo horizonte causando uma mudança de paradigma. [10] Para além disso; a Radiologia Forense Maxilo-facial está a tornar-se evidente como um aspecto especializado das investigações, e desempenha um papel inegável no campo da resolução do crime e da garantia da lei e da ordem. Por conseguinte, deve ser empregada e alargada para beneficiar toda a humanidade. Mais investigação e aplicação deste campo devem ser entretidas na medicina dentária forense para uma aplicação mais pronunciada do assunto. [8]

História da Odontologia Forense

A odontologia forense traça as suas raízes no Jardim do Éden. De acordo com o Antigo Testamento, Eva convenceu Adão a colocar uma marca de mordedura na maçã. Foi-lhe dito que "É sempre tentador sugerir que a história das marcas de mordedura, portanto, a odontologia forense começou com a ingestão de fruta proibida no Jardim do Éden". Mas devido à falta de dentista ou odontologista forense nessa altura, o assunto provavelmente permaneceu irreconhecível. [13]

A odontologia forense tem um relato pronunciado da sua utilização desde 66AD no caso Agrippina e Lollia Pauline, no qual a utilização de dentes como prova para identificação foi bem documentada. Ainda em 1193, o cadáver de Raja de Kanauj, Jai Chand, que foi morto pelo exército de Muhammad, foi também identificado pelos seus dentes falsos. Casos semelhantes estão documentados na história, onde os dentes e, consequentemente, a medicina dentária forense tiveram certamente um papel fulcral na identificação de vítimas ou suspeitos desde há décadas. [13]

Registos idênticos estão documentados em 1776, em Boston, quando o Dr. Joseph Warren, que perdeu a sua vida na Batalha das Raças, foi identificado pelo seu dentista Paul Revere a partir da sua dentadura fabricada por este último, após o que Warren foi enterrado com plenas honras militares. Os registos de provas também testemunharam o papel dos dentistas como testemunhas especializadas em muitos casos documentados. Em 1814, no caso da Sra. Janet Mc Alister, o Dr. Granville Sheep Pattison era professor de anatomia e os seus dois alunos foram condenados após a Sra. Alisters dentista, testemunhando contra o acusado com base na dentadura descoberta para caber apenas das cabeças das salas de dissecação do Dr. Pattisons na Escócia e foi acusado no tribunal superior de Edimburgo pela violação da sepultura da Sra. Mc Alister. [13]

A utilização de dentes para a estimativa da idade foi iniciada em 1795 após o Luís XVII que foi considerado morto e mais tarde o Dr. Recaimer confirmou que o corpo enterrado era de um indivíduo de 15-16 anos de idade, com base no número de dentes presentes, enquanto Luís tinha apenas 10 anos e 2 meses de idade na altura da morte. [13]

Casos eminentes na história também admitem o papel prodigioso dos Odontologistas Forenses como em 1893 a identificação do corpo completamente danificado de John Wilkes Booth, que matou o Presidente Licnoln, foi feita pelo dentista da família. Oscar Amoedo , considerado o pai da ondontologia forense, também escreveu a sua tese intitulada "L'art Dentaire en Medicine Legale", o primeiro livro completo sobre odontologia forense depois de ter testemunhado o trágico incêndio num evento de caridade em Paris, que estimulou o seu interesse na identificação dentária e no campo da odontologia forense. Os rumores sobre a morte de Hitler foram confirmados pelo dentista de Hitler Hugo Blaschke quando o trabalho dentário coincidiu com os registos mantidos por ele. [13]

Em 1896, a Radiologia foi introduzida na medicina legal forense pelo Prof. Arthur Schuster. Foi utilizada para visualizar as balas de chumbo na mão de uma pessoa morta. [9] O ano de 1919, foi um ponto de viragem para o campo forense, uma vez que a radiologia foi aceite como meio de identificação forense na resolução de crimes, pelos tribunais pela primeira vez na América do Norte. Foi também a primeira vez que o presidente Theodore Roosevelt, dos EUA, foi submetido a uma radiografia para o seu ferimento de bala em 1912, alvejado no peito durante a campanha e sobreviveu. A sua radiografia revelou que a bala estava presa numa costela direita partida. Esta foi submetida ao tribunal em 1919 e foi provada a capacidade das radiografias para detectar ferimentos internos. A partir daí, a radiologia foi ainda mais utilizada na detecção de ferimentos de bala. [3]

Eventualmente, ao longo do tempo, a radiologia foi utilizada como ferramenta para fins de identificação por Schuller em 1921, seguida da identificação radiológica completa do crânio através da utilização de células pneumáticas dos seios nasais por Culbert e Law em 1927.[9] O primeiro caso documentado em que as radiografias dentárias desempenharam um papel importante na identificação individual foi o de Adolf Hitler em 1940.[3] Em 1943, Schuller realizou vários estudos radiológicos sobre as variações morfológicas do seio frontal e descobriu que o tamanho do seio frontal é maior nos machos do que nas fêmeas o tamanho do seio frontal é maior nos machos do que nas fêmeas. [6]

Em 1956, Frykholm relatou a identificação de dois indivíduos com base em filmes de raios X dentários no desastre de "Ormen Friske". Em 1956, Sir Godfrey Hounsfeld introduziu a tomografia computorizada (TC) e a ressonância magnética (RM) no forense para identificação, e é considerado o "Padrão Ouro" para comparar as radiografias antemortem e post-mortem. [9]

Em 1982, Sogannaes et al. compararam as bi-marcações de gémeos utilizando uma aplicação informática e descobriram que as bi-marcações eram diferentes e únicas. [6] Em 1991, Happonen et al. recomendaram o uso da ortopantomografia na identificação, que permite a visualização das mandíbulas e estruturas relacionadas como uma única radiografia. No mesmo ano, Haerting et al. declararam que a radiografia dentária panorâmica é a única regularmente actualizada e "cartão de identificação verdadeiramente fiável" para comparação em radiologia forense. [9]

Na Índia, no caso do assassinato de Rajiv Gandhi, Tamil Nadu Forensic Science Laboratory, Madras, levou à identificação do bombista suicida através do ADN encontrado nos pedaços de músculo carbonizados e do crânio do bombista suicida. Em 2004, peritos forenses confirmaram a identidade de Veerappan, um bandido através da comparação dos registos antemortem e post mortem do seu padrão auditivo. Em 2012, os peritos forenses dentários desempenharam um papel principal no fornecimento de provas no caso de "violação em grupo de Deli", identificando marcas de dentadas do arguido no corpo da vítima. [13]

Revisão Histórica

Baskarraj M, Gupta YM, Kumari RR, Samuel V, Kannan SD e Mahesh R (2019)[14] conduziram um estudo sobre Odontologia Forense para avaliar os Dentes Supranumerários, a sua importância e para avaliar a sensibilidade e especificidade das radiografias panorâmicas na identificação dos dentes supranumerários (ST) que poderiam ser úteis para identificar o indivíduo no caso de os ST serem afectados que não possam ser vistos clinicamente. Observaram que os valores globais (todos os examinadores) de sensibilidade e especificidade para identificar pacientes com TS foram de 88,5% e 94,2%, respectivamente. O VPP global para o seu estudo foi de 93,5% e o VNP foi de 89,6%. Os valores de sensibilidade e especificidade para os estudantes que concluíram o estágio foram de 88,8% e 95%, respectivamente. A sensibilidade e especificidade para os estudantes que estão actualmente a fazer estágio foram de 87,9% e 93%, respectivamente. Os autores concluíram que as radiografias panorâmicas eram um método radiográfico aceitável de identificação de ST. A interpretação destas radiografias necessita de experiência clínica adequada e, portanto, deve ser dada mais importância à compreensão e interpretação de radiografias panorâmicas no currículo dentário de licenciatura.

Vidhya A, Doggalli N, Patil K, Narayan K, Kumar D, Abirami A (2019)[15] realizou um estudo sobre Autópsia Virtual e chamou-lhe uma integração tecnológica de imagem em odontologia forense. Verificaram que com o advento de novas tecnologias a serem integradas em vários aspectos dos cuidados dentários através de evidências visuais, fotográficas e radiológicas no diagnóstico clínico, estes aspectos ainda não estavam envolvidos nas ciências forenses. Isto apesar da disponibilidade dos avanços tecnológicos lógicos nos cenários clínicos actuais. A sua revisão discutiu a viabilidade da integração da autópsia virtual na prática da odontologia forense num contexto indiano. Utilizando abordagens radiológicas de alta tecnologia, a autópsia virtual proporcionou uma visão eficiente e mais precisa sobre casos como as investigações anatómicas, identificações corporais carbonizadas e putrefactas, casos de desastres em massa, estimativa de idade, exames antropológicos, e análises de lesões cutâneas. Em certos casos, o exame fotográfico e radiológico post-mortem tornou-se essencial, uma vez que o acesso à cavidade oral foi dificultado. Estes tornaram-se viáveis com o advento da disponibilidade de formatos digitais radiológicos antemortem armazenados em ambientes hospitalares, com a melhoria da recolha de dados em comparação com as técnicas tradicionais. Os autores constataram que o nosso país não dispunha de protocolos e laboratórios a nível estatal e nacional para aumentar ainda mais as capacidades. É provável que a autópsia virtual venha a substituir as autópsias convencionais no futuro. Assim, o sistema de investigação centenário no nosso país pode ser actualizado através da utilização desta Tecnologia Moderna. A sua revisão advogou uma investigação e defesa multidisciplinar para desenvolver ferramentas e protocolos melhorados para a autópsia virtual e para salientar o papel dos odontologistas forenses num contexto indiano.

Chaudhary RK, Doggalli N, Chandrakant HV e Patil K (2019)[12] realizaram um estudo sobre as aplicações actuais e evolutivas da Impressão Tridimensional em odontologia forense. Verificaram que, nestes ambientes digitalizados, a utilização da impressão tridimensional (3D) em odontologia forense, para fins de investigação ou judiciais, não deve ser negligenciada. Trata-se ainda de uma técnica comparativamente nova. A impressão em 3D era também conhecida como fabricação de aditivos e prototipagem rápida e é mais comummente utilizada na odontologia para a fabricação de guias de perfuração para implantes dentários, modelos de estudo para prótese, ortodontia e cirurgia, fabricação de implantes dentários, craniomaxilofaciais e ortopédicos, e fabricação de capas e estruturas para implantes e restaurações dentárias. Os autores também encontraram odontologistas forenses, advogados e testemunhas especializadas que ainda não apreciaram e abraçaram as vantagens da impressão em 3D para a sua utilização em tribunal. Isto pode ser devido a uma percepção de que se trata de tecnologia complicada, custo elevado, ou simplesmente uma falta de compreensão do que pode ser feito com a impressão em 3D. Os dispositivos de captura de imagem em 3D minimizam a quantidade de distorção angular, pelo que tal sistema tem o potencial de criar provas forenses mais robustas para utilização em tribunais e casos médico-legais. A principal aplicação da impressão em 3D em odontologia forense incluiu a análise de marcas de mordidas, reconstrução facial por tomografia computorizada 3D, estimativa da idade dentária, determinação do sexo, e modelos físicos. O objectivo da sua revisão era delinear a utilização e possíveis benefícios da impressão em 3D em odontologia forense.

Rai S, Misra D, Tyagi K, Prabhat M, Gangwal P (2019)[11] conduziu um estudo para avaliar o papel da autópsia virtual guiada por imagem como uma ferramenta importante na identificação forense. Os autores descobriram que o exame forense de cadáveres foi muito útil para identificar a pessoa, causa de morte, sexo e resolução dos casos misteriosos. Incluiu uma série de técnicas, das quais a autópsia foi a principal investigação que foi realizada em todos os casos médico-legais. Devido às tecnologias de mutilação, a técnica tradicional de autópsia foi muito perturbadora em termos de emoções e rituais de parentes. A utilização da radiologia na ciência forense compreendia o desempenho, a interpretação e o relato de radiografias que era útil na detecção das alterações que não eram clinicamente visíveis. Os autores concluíram que a radiologia forense desempenha um papel importante na identificação de seres humanos em desastres de massas, investigações criminais e avaliação da causa da morte. A introdução de modalidades radiológicas nas técnicas de autópsia é uma ferramenta complementar para a identificação forense e é conhecida como autópsia virtual. As técnicas avançadas de imagem como a tomografia computorizada (TC) e a ressonância magnética (RM) são utilizadas na autópsia virtual a fim de visualizar e reconstruir os órgãos internos para conhecer o local, o tipo e a profundidade da lesão. A sua revisão elaborou o papel da imagem maxilo-facial na autópsia virtual guiada por imagem.

Sinha S, Singh C, Chandra S, Singh SK e Mehta P (2019)[9] realizaram um estudo sobre o papel da Radiologia Maxilo-facial na expedição de Odontologia Forense. Discutiram também as várias tendências que evoluíram na radiologia forense e avaliaram a sua contribuição no campo da odontologia forense. Os autores descobriram que, nas últimas décadas, a odontologia forense se desenvolveu como uma especialidade separada que lida com o exame de provas dentárias, a sua avaliação adequada, e a gestão correcta dos procedimentos legais no interesse da justiça. Trata-se principalmente de identificação de pessoas, estimativa de idade, determinação do sexo, abuso humano, investigação de marcas de mordidas, e análise de DNA, em incidentes de desastres naturais e casos médico-legais. A radiologia maxilo-facial é uma ferramenta promissora na ciência forense, pois as radiografias captam as características anatómicas e esqueléticas exactas que podem depois ser comparadas com os registos originais para identificação de pessoas e podem também fornecer formas minúsculas de comparação entre radiografias antemortem e post mortem em casos de desastres em massa. O uso de imagens aumentou, uma vez que é eficiente, rápido e comparativamente fácil, menos dispendioso em comparação com as tecnologias de ADN disponíveis, e também pode ser aplicado tanto a indivíduos vivos como a mortos.

SmithaT, Sheethal HS, Hema KN e Franklin R (2019)[16] conduziram um estudo sobre odontologia forense como ferramenta humanitária. Verificaram que a acção forense humanitária era a aplicação de competências da ciência forense em conflitos ou catástrofes. O odontologista forense promoveu a odontologia forense e os princípios da ciência forense ao trabalho de casos com o objectivo de prevenir a violação dos direitos humanos através da identificação humana, estimativa da idade e sempre que estejam envolvidas provas dentárias. O odontologista forense está envolvido em todas as fases da identificação das vítimas de desastres. De acordo com o Guia de Identificação de Vítimas de Catástrofe, se for encontrada uma correspondência positiva utilizando a identificação dentária, esta pode ser considerada como um identificador autónomo. As estruturas dentárias são bem protegidas e a estrutura mais dura do corpo. Resistem à decomposição e às altas temperaturas e são as últimas a desintegrar-se após a morte. Os tecidos duros dentários fornecem informação abundante na identificação de vítimas de catástrofes, pessoas desaparecidas e não identificadas, abuso e negligência de crianças, violência doméstica e abuso sexual com provas de marcas de mordidas, estimativa de idade de menores não acompanhados, controlo de fronteiras e tráfico de seres humanos. O seu estudo destacou o papel do odontologista forense na identificação humana, com o objectivo de prevenir a violação dos direitos humanos.

Jain S , Choudhary K, Nagi R, Shukla S, Kaur N e Grover D (2019)[17] realizaram um estudo sobre Nova evolução da tomografia computorizada de feixe cônico em odontologia: Combinação de tecnologias digitais. Concluíram que as radiografias panorâmicas e a tomografia computorizada (TC) desempenham um papel primordial no diagnóstico preciso, planeamento do tratamento e avaliação prognóstica de várias patologias dentárias complexas. O advento da TCFC revolucionou a prática da odontologia, e esta técnica é agora considerada o padrão de ouro para a imagiologia da área oral e maxilofacial devido às suas numerosas vantagens, incluindo reduções no tempo de exposição, dose de radiação, e custo em comparação com outras modalidades de imagiologia. Esta revisão destaca a ampla utilização da TCFC na região dentomaxilofacial, e também se concentra em futuros avanços de software que podem optimizar ainda mais a imagem da TCFC.

Nagaraj T, Nigam H, Gogula S, Sumana CK, Biswas A (2018)[18] realizou um estudo sobre a virtopia e descobriu que a odontologia forense tem sido um ramo próximo da medicina forense para identificação pessoal. Actualmente, estão a surgir novas tecnologias e avanços na medicina forense. A autópsia era utilizada como ferramenta de diagnóstico na era antiga, mas agora a virtopia parece ser uma modificação da autópsia na qual as provas pictóricas, fotográficas e radiológicas são compostas completamente através de imagens. Utilizava imagens que forneciam uma explicação eficaz e mais precisa em todos os casos. Os autores informaram no início, aplicações da virtopsia na odontologia.

Benghiac A, Ioan G, Moscalu M, e Buha$ CL (2018)[19] conduziram um estudo sobre a avaliação dos conhecimentos dos patologistas forenses romenos relativamente à utilização de exames de imagem na medicina dentária forense. A investigação visava avaliar os conhecimentos dos patologistas forenses romenos (FPs) de duas grandes instituições em Iasi e Oradea relativamente à utilização de exames de imagiologia em medicina dentária forense. A sua investigação salientou a necessidade de formação em imagiologia 3D para patologistas forenses romenos, particularmente no que respeita à utilização de TCFC e recomendou a integração de dispositivos de TCFC em instituições de medicina legal no seu país.

Rathod V, Desai V, Pundir S, Dixit S, Chandraker R (2017)[20] realizou um estudo sobre o papel da medicina dentária forense para dentistas. O seu objectivo era analisar e avaliar o conhecimento sobre odontologia forense entre os médicos dentistas do centro da Índia. Foi realizado um estudo transversal numa amostra de 100 dentistas em Bhilai-Durg e foram recolhidos dados por meio de um questionário. O seu estudo revelou conhecimentos inadequados, falta de sensibilização sobre odontologia forense, entre os dentistas de Chhattisgarh.

Samuel SG, Pandey A, Dahiya MS (2017)[7] realizou um estudo para avaliar o estado actual da radiologia em odontologia forense no cenário indiano. Descobriram que a odontologia forense trata de vários aspectos forenses de assuntos relacionados com os tecidos dentários e periorais. À medida que a radiologia entrou nos campos médicos e dentários para várias aplicações, os cientistas forenses abraçaram princípios radiológicos para fins de identificação e investigação. A investigação radiográfica é um meio fiável e padrão através do qual podem ser realizados procedimentos primários como a estimativa da idade, a determinação do sexo, a identificação individual e a determinação da causa de morte. A interpretação radiográfica pode ser impedida por vários factores, dos quais os artefactos e a manipulação da imagem digital não são hoje em dia invulgares. Qualquer destes factores é desnecessário e, no campo da medicina legal, constitui uma ameaça à correcta aplicação da justiça. Uma vez que as radiografias são altamente creditadas como provas sonoras em tribunal, todas as tentativas devem ser feitas para produzir imagens ideais e autênticas. Os avanços na radiologia com pertinência para a medicina legal são tão enormes nos últimos anos. Os autores discutiram os recentes avanços da radiologia forense na Índia e as suas várias implicações em relação à odontologia forense.

Khanna S e Dhaimade P (2017)[21] realizaram um estudo sobre a Exploração da Dimensão [3d], avaliando a aplicação da impressão 3D em odontologia forense. Descobriram que a odontologia forense é uma parte significativa das ciências forenses e tem sido uma parte integrante da investigação criminal. A apresentação de modelos físicos de provas em tribunal foi uma prática reconhecida, embora muitas vezes uma série de preocupações legais e éticas impeçam os investigadores de apresentar quaisquer provas físicas de origem humana no tribunal. Isto fez com que os sistemas judiciais se baseassem apenas em fotografias destas provas, que nem sempre podiam fornecer a quantidade exacta de informação que uma estrutura tridimensional faz. A utilização de sistemas de digitalização 3D, tais como scanners laser, scanners de luz estruturados, fotogrametria, etc., revolucionou o campo das ciências forenses. Permitiu a apresentação de modelos tridimensionais de qualquer prova de origem humana sem criar preconceitos no tribunal. A aplicação destas tecnologias permite também uma rápida recolha de dados com o mínimo de degradação e redução do ser humano.

Dwivedy S, Chandra S, Srivastava A, Chandra S, Shrestha P, Thakur R (2017)[22] realizou um estudo sobre a imagem e quantificação do côndilo mandibular através de radiografia panorâmica inversa modificada para a determinação do género. Afirmaram que Mandible é o único osso móvel do crânio que proporciona uma arena para a determinação da idade e do sexo. Uma variação normal da morfologia condilar que ocorre com a idade, sexo, tipo facial, e carga funcional foi estabelecida por poucos autores. É ainda o quarto incompletamente explorado na antropologia e na ciência forense para a determinação do género. Utilizaram radiografia panorâmica inversa de 60 indivíduos saudáveis seleccionados aleatoriamente (30 machos e 30 fêmeas) foi feita entre a faixa etária dos 25 aos 45 anos. O diâmetro máximo anteroposterior de ambos os côndilos (direita e esquerda) foi registado com o software Trophy Dicom Imaging, e os valores obtidos foram ainda submetidos a uma análise estatística. Concluíram Embora o presente estudo seja um estudo piloto, podemos concluir que o diâmetro anteroposterior máximo do côndilo mandibular pode ajudar na determinação do género. A técnica radiográfica panorâmica inversa modificada é uma ferramenta nobre e prática na visualização de ambos os côndilos, que na maioria das vezes não pode ser claramente visualizada no ortopantomograma devido à sobreposição de estruturas anatómicas.

Sujatha S, Azmi R, Devi Y, Shwetha V e Kumar PT(2017)[4] realizaram um estudo sobre TCFC. Reviram as diferentes técnicas radiológicas utilizando a tomografia computorizada de feixe cônico (TCFC) e os avanços disponíveis para a identificação bem sucedida do falecido. Concluíram que a radiologia forense tem muito alcance na identificação humana, actua como prova vital para os registos antemortem e post-mortem e ajuda a identificar a pessoa, idade, sexo, raça.

Singal K (2016)[23] realizou um estudo sobre identificação com base nas radiografias. O autor concluiu que a Radiografia pode desempenhar um papel importante na medicina dentária forense, principalmente para estabelecer a identificação. Isto assume a forma precisa de comparação de radiografias ante-mortem e post mortem. As radiografias também ajudam a determinar a idade de uma vítima menor e mesmo a ajudar na avaliação do sexo e do grupo étnico. Em caso de catástrofe de massa, radiografias comparáveis são um factor essencial para confirmar a identificação de uma catástrofe de massa. Este artigo descreve a identificação de indivíduos desconhecidos com base em radiografias.

Jawaid M, Amir A, Shahnawaz K, Qamar Y, Upadhay P, Singh J (2016)[6] realizou um estudo sobre a Imagiologia Maxilofacial na Ciência Forense e descobriu que a ciência forense surgiu como uma especialidade bastante interessante, bem como uma especialidade significativa que despertou muito interesse e importância no mundo dos profissionais do direito. Uma das razões para a sua ascensão como especialidade é a introdução da imagiologia maxilofacial. As técnicas radiográficas maxilofaciais foram descobertas como sendo bastante importantes na identificação humana. A radiologia forense maxilofacial inclui a condução, interpretação e notificação de exames e procedimentos radiológicos relacionados com os tribunais e a lei. A inclusão do radiologista maxilofacial forneceu informações inestimáveis em consultas forenses e investigações jurídicas médicas. Os autores avaliaram o papel da radiografia dento maxilofacial na ciência forense onde os métodos radiográficos podem ser utilizados para determinar a identidade utilizando os dentes, as estruturas radiculares e os seios frontais. Técnicas de imagem recentes, tais como a tomografia computorizada e a ressonância magnética, estão a ser incorporadas nesta especialidade.

Arora KS e Kaur P (2016)[24] concluíram um estudo sobre o papel da odontologia forense nas Forças Armadas indianas e descobriram que a odontologia forense é um ramo da medicina forense que, no interesse da justiça, lida com o tratamento e exame adequados das provas dentárias. Os dentes podem sobreviver na maioria das condições encontradas na morte e durante a decomposição, mesmo quando o corpo é exposto a forças e/ou temperaturas extremas. FO é praticada em todo o mundo desde 1775, após o que não só se tornou parte integrante do sistema judicial dos países desenvolvidos, como também foi adoptada pelas forças armadas e agências de investigação destes países. Na Índia, a sensibilização da FO está a ganhar ritmo desde a última década, após a criação de várias organizações e do Conselho Odontológico da Índia, tornando-a parte do currículo. Contudo, a sua identidade como esforço individual está ainda por estabelecer. Também descobriram que o conhecimento e a aplicabilidade da FO nas Forças de Defesa indianas seria de grande ajuda para uma melhor e precisa manutenção de registos dos dedicados e vigilantes guerreiros do nosso exército. Estes registos serão de grande ajuda para um fácil reconhecimento dos nossos homens do exército na altura de calamidades, guerras, e outras dificuldades. Seria igualmente útil na identificação dos terroristas que entram no nosso país e viajam facilmente disfarçados.

Tarani S, Kamakshi S, Naik V, Sodhi A (2016)[3] realizou um estudo sobre radiologia forense como ciência emergente e descobriu que a radiologia forense maxilo-facial é uma área especializada de imagiologia médica em que as técnicas radiológicas são utilizadas para assistir médicos e patologistas em situações relacionadas com a lei. A radiologia tem uma vasta arena de utilização em medicina forense em termos de identificação dentária, identificação baseada na anatomia, e utilizando vários marcos esqueléticos maxilofaciais. Dado que as radiografias são o método rápido, fácil, simples, barato e não destrutivo de obter informações sobre idade, sexo, raça da vítima, é uma ajuda indispensável na identificação. Com o avanço das novas tecnologias, obtém-se informação mais precisa para a identificação, bem como na reconstrução facial da pessoa falecida desconhecida. Os autores visaram revisitar o papel da radiologia oral e maxilofacial na ciência forense, onde as metodologias radiográficas desempenham um papel fulcral para determinar a identidade utilizando o dente e as suas estruturas orofaciais associadas em conjunto com modalidades avançadas de imagem, tais como a tomografia computorizada e a ressonância magnética, que estão gradualmente a ser adicionadas ao arsenal forense.

Pandit S, Desai D, Jeergal P e Venkatesh P (2016)[25] realizaram um estudo sobre Consciência da odontologia forense entre o pessoal da polícia: Um novo raio de esperança em odontologia forense. O seu objectivo era avaliar a consciência e o conhecimento sobre a utilização da odontologia forense durante a recolha de provas pelos agentes da investigação do local do crime (CSI). Concluíram, apesar de os inquiridos terem conhecimentos sobre odontologia forense, havia uma falta de comunicação e de instalações no seu sistema; por conseguinte, devem ser tomadas medidas para educar o pessoal da polícia sobre a aplicação da odontologia forense.

Nandiasa SA, Kiswanjaya B , Yuniastuti M (2016)[26] realizou um estudo sobre a análise da Precisão do Método de Medição Dentária na Radiografia Digital Periapical para identificação pessoal. No campo da medicina dentária forense, foram desenvolvidos métodos para a identificação pessoal através da medição dos dentes. O seu estudo visava propor um novo método de identificação pessoal utilizando a radiografia periapical digital. Foram realizadas sete medições em 206 radiografias periapicais digitais (103 pacientes com mais de 14 anos de idade têm radiografias duplas na mesma região de interesse) a partir de sete distâncias de referência que foram indicadas antes da medição em segundos pré-molares e primeiros molares mandibulares permanentes. O processo de medição foi feito de duas maneiras, software de radiografia digital e medição manual. A fiabilidade dos sete pontos de referência foi avaliada com valores intra-observador e interobservador (TEM < 1 mm). A precisão do método de medição dos dentes foi avaliada com o teste Bland Altman que não demonstrou qualquer diferença estatística (p> 0,050) relativamente à comparação de radiografias emparelhadas. Os limites de concordância (LOA) dos valores do teste de Bland-Altman mostraram um intervalo de diferença (mm) em relação à radiografia emparelhada que ainda era aceitável como a mesma pessoa. O método foi examinado mais aprofundadamente através do teste cego para radiografias com vista semelhante resultou numa correspondência a 100% entre uma radiografia de um par com verdadeira identidade proveniente da mesma pessoa. O método proposto no seu estudo foi capaz de identificar a pessoa de forma precisa.

Taneva ED, Johnson A, Viana G, Evans CA (2015)[27] realizou um estudo sobre a avaliação 3D das rugas palatinas para identificação humana utilizando modelos de estudo digitais. O objectivo deste estudo era avaliar padrões de ruga palatal usando modelos digitais tridimensionais (3D); comparar as técnicas de conversão de modelos digitais mais clinicamente relevantes para a identificação das rugas palatinas; desenvolver um protocolo para registo de sobreposição; determinar alterações nos padrões individuais de ruga palatina ao longo do tempo; e investigar a eficiência e precisão dos processos de correspondência 3D entre os diferentes padrões de indivíduos. Concluíram : Embora 12 marcos 3D palatinos pudessem ser utilizados para a identificação humana, certos marcos foram especialmente importantes no processo de correspondência e foram dispostos por força e importância. Foram introduzidos valores propostos para marcos palatinos 3D que poderiam ser úteis em biometria e odontologia forense para a verificação da identidade humana.

Kanchan T, Garg AK e Krishan HK (2015)[5] conduziram um estudo sobre provas dentárias na identificação forense avaliando a sua metodologia e o seu estado actual. Descobriram que a odontologia forense se ocupa principalmente da utilização de dentes e estruturas orais para identificação num contexto legal. Várias técnicas de odontologia forense ajudam na identificação dos restos humanos em incidentes tais como ataques terroristas, acidentes aéreos, ferroviários e rodoviários, incêndios, assassínios em massa, e catástrofes naturais tais como tsunamis, tremores de terra e inundações, etc. (Identificação de Vítimas de Catástrofes - DVI). As estruturas dentárias são as estruturas mais duras e bem protegidas do corpo. Estas estruturas resistem à decomposição e às altas temperaturas e estão entre as últimas a desintegrar-se após a morte. A base principal da identificação dentária reside no facto de não haver duas cavidades orais iguais e de os dentes serem exclusivos de um indivíduo. A prova dentária do falecido recuperada da cena do crime/ocorrência é comparada com os registos ante-mortem para identificação. Características dentárias como a morfologia do dente, variações na forma e tamanho, restaurações, patologias, dentes em falta, padrões de desgaste, apinhamento dos dentes, cor e posição do dente, rotações e outras anomalias dentárias peculiares dão a cada indivíduo uma identidade única. Na ausência de registos dentários ante-mortem para comparação, os dentes podem ajudar na determinação da idade, sexo, raça/etnia, hábitos, ocupações, etc., o que pode dar mais pistas sobre a identidade dos indivíduos. Esta peça escrita dá uma visão geral das provas dentárias, a sua utilização na identificação forense e as suas limitações.

Achar MS, Shetty SR, Al-Bayati S, Joshua A, Suneja R (2015)[1] realizou um estudo para avaliar a importância da radiografia em odontologia forense. Descobriram que a odontologia forense é um campo em rápido desenvolvimento. Para além dos registos dentários documentados, moldes e fotografias; as radiografias são uma das principais fontes de evidência ante-mortem. Nesta revisão, realçámos a importância da radiografia dentária. As dificuldades comuns enfrentadas durante a radiografia intra-oral em casos post mortem e as novas modalidades de imagem em odontologia forense também foram discutidas.

Kumar R, Athota A, Rastogi T e Karumuri SK (2015)[8] realizaram um estudo sobre radiologia forense e descobriram que em qualquer condição de catástrofe em massa, a identificação da pessoa era mais importante. Concentraram-se também em diferentes técnicas radiológicas e novos desenvolvimentos disponíveis para uma identificação bem sucedida dos mortos. Para este fim, os investigadores forenses utilizaram diferentes métodos para a identificação dos mortos. Consideraram os restos esqueléticos dos mortos como o passo inicial na identificação. As radiografias continham grandes provas para actuar como registos antemortem e também ajudaram na identificação da pessoa, idade, sexo, raça, etc. A medicina dentária forense estava também a emergir como um novo ramo da medicina legal. Assim, o dentista forense deve estar consciente das diferentes técnicas, desenvolvimentos e recursos para incorporar a tecnologia, a fim de alcançar o sucesso na identificação humana.

Balachander N, Babu NA, Jimson S, Priyadharsini C, Masthan K (2015)[13] conduziu um estudo e descobriu que a medicina dentária forense ou odontologia forense admite a participação dos dentistas ou a identificação da vítima e a assistência em questões legais e criminais. Refere-se ao tratamento, exame, identificação e avaliação adequados das provas dentárias. O seu estudo resumiu a evolução da odontologia forense que começou logo desde Garden of Eden até ao cenário moderno na identificação do caso de violação em grupo que ocorreu na capital do estado. A odontologia forense desempenha um papel significativo na identificação das vítimas de crime, indivíduos falecidos através do exame das estruturas anatómicas, aparelhos dentários e restaurações dentárias.

Manigandan T, Sumathy C, Elumalai M, Sathasivasubramanian, Kannan A (2015)[28] realizou um estudo sobre radiologia forense em odontologia. Descobriram que a radiografia poderia desempenhar um papel importante na odontologia forense, principalmente para estabelecer a identificação. Isto pode tomar a forma precisa de comparação entre radiografias antemortem e post mortem. As radiografias podem também ser tomadas para determinar a idade de uma vítima menor e até ajudar na avaliação do sexo e do grupo étnico. As radiografias comparáveis foram um factor essencial para confirmar a identificação numa catástrofe de massas.

Hegde P, Shetty S e Gupta L (2014)[2] realizaram um estudo sobre o papel e a importância da Odontologia Forense na identificação. Verificaram que os odontologistas forenses desempenham um papel muito importante na assistência à equipa forense e à equipa de investigação na identificação de corpos encontrados em catástrofes naturais e homicídios onde a fragmentação e lesões térmicas são comuns. Uma vez que o dente é uma estrutura calcificada e resistente a temperaturas altas ou baixas e é suficientemente forte para resistir a traumas, os dentes podem ser as únicas estruturas deixadas intactas na maioria dos casos.

Wadhwan V, Shetty DC, Jain A, Khanna KS, Gupta A (2014)[29] conduziu um estudo e avaliou a odontologia forense como uma nova especialidade e assunto. O seu objectivo era analisar o nível de conhecimento da Odontologia Forense entre os indivíduos da área da odontologia, com a ajuda de um inquérito. Concluíram que a situação actual do nosso país no campo da odontologia forense, que poderia ser melhorada através da introdução da odontologia forense como disciplina no currículo odontológico, tanto a nível de graduação como de pós-graduação.

Verma S, Mahima VG , Karthikeya P **(2014)[30]** realizou um estudo sobre

análise radiomorfométrica do seio frontal para determinação do sexo. O seu objectivo do estudo era avaliar um método matemático baseado na análise de regressão logística capaz de determinar o sexo dos indivíduos da população do Sul da Índia. Utilizaram as áreas direita e esquerda, altura máxima, largura do seio frontal foram determinadas em 100 vistas de Caldwell de 50 mulheres e 50 homens com idade igual ou superior a 20 anos, com a ajuda de paquímetros de Vernier e uma grelha quadrada com 1 quadrado medindo 1mm2 de área. Concluíram que as áreas do seio frontal e a regressão logística não se revelaram fiáveis na determinação do sexo. (Logit = 0,924 - 0,00217 x área direita).

Elifritz JM, Nolte KB, Hatch GM, Adolphi NL e Gerrard C (2014)[31] conduziram um estudo sobre radiologia forense e descobriram que a radiologia forense engloba a aquisição, interpretação e comunicação de imagens radiológicas para fins de investigação médico-legal, incluindo, mas não se limitando a, casos apresentados em tribunal. Qualquer caso pode tornar-se parte de uma investigação forense. A maioria dos instrumentos de imagem disponíveis para a medicina clínica são também aplicáveis às investigações forenses. A radiografia (raio-X) é a modalidade mais antiga e mais amplamente utilizada; contudo, a tomografia computorizada pós-morte (PMCT) e a ressonância magnética pós-morte (PMMRI) estão a ganhar interesse na comunidade forense. A orientação de imagens pode ser utilizada para procedimentos e a angiografia pode ser utilizada para delinear anatomia vascular complexa. O PMCT tem-se revelado útil em casos que envolvem traumatismos por força bruta, ferimentos por arma de fogo e identificação de restos humanos. Outras aplicações potenciais incluem casos de abuso, enforcamento, tentativa de estrangulamento, decomposição, lesões térmicas, oposição religiosa à autópsia, e situações de baixas em massa. Muitos estudos apoiam a utilização da radiologia forense para complementar e, em casos específicos, substituir a autópsia convencional. A radiologia forense está a evoluir nos Estados Unidos; contudo, o custo, a disponibilidade e a qualidade continuam a ser obstáculos fundamentais. O campo carece de padronização da formação do pessoal que executa e interpreta a radiografia forense. Além disso, a literatura carece de estudos em grande escala em dupla ocultação para categorias específicas de lesões. Uma vez validadas as aplicações e estabelecidos os padrões de qualidade, a radiologia forense tem o potencial de melhorar a produtividade do diagnóstico forense através da fusão das competências dos patologistas e radiologistas forenses.

Singh S, Bhargava D, Deshpande A (2013)[32] realizou um estudo sobre o sistema de biometria de ortopedia dentária para identificação humana. Descobriram que a impressão digital é o método de identificação de pessoas mais amplamente aceite. Mas em casos de corpos desfigurados, decompostos, queimados ou fragmentados, o seu valor é limitado. Os dentes e as restaurações dentárias são, por outro lado, extremamente resistentes à destruição pelo fogo. Retêm algumas das suas características originais, que são frequentemente únicas e, por isso, oferecem uma possibilidade de identificação bastante precisa e legalmente aceitável de tais restos. Este estudo foi realizado para avaliar a utilidade da antomografia ortopantomográfica para a identificação humana e propor um sistema de codificação para o ortopantomograma (OPG), que pode ser utilizado como um instrumento de identificação nas ciências forenses.

Abduo J e Bennamoun M (2013)[33] conduziram um estudo sobre o registo de imagens tridimensionais como instrumento para a odontologia forense uma investigação preliminar. Encontraram frequentemente, a dentição humana é utilizada para a identificação de vítimas. Através do seu estudo introduziram uma nova técnica de identificação humana baseada no princípio do registo de imagem tridimensional (3D) da dentição. Com a ajuda de um crânio humano seco, assumiram cenários post-mortem (PM) e antemortem (AM). O crânio, no seu estado inicial, compunha o cenário PM. As imagens virtuais 3D PM foram reconstruídas a partir de imagens de TC médica. O cenário AM foi alcançado através da reconstrução do crânio de tecido duro e mole em falta por cera dentária.

As imagens Virtual3DAM foram obtidas por varrimento da superfície a laser. As imagens virtuais PM e AM foram registadas a 2 níveis: nível do arco e nível do dente. Ao nível do arco, o desvio entre as 2 imagens foi de 0,147 mm para a maxila e 0,166 mm para a mandíbula. Ao nível do dente, o desvio médio variou entre 0,077 e 0,237 mm. Qualitativamente, foi observado um ajuste uniforme da imagem para as arcadas, dentes intactos, e dentes com deficiências mínimas. À medida que o defeito do dente aumentava, a discrepância de alinhamento aumentava. Conclui-se que o registo de imagens 3D garantiu uma sobreposição precisa das imagens 3D e pode ser utilizado como uma ferramenta robusta para a identificação forense.

Tejaswi KB, Hariperiya AE (2013)[34] realizou um estudo sobre Virtopsy (autópsia virtual): Uma nova fase na investigação forense. Encontraram uma autópsia (exame post-mortem, autópsia cadaverum, ou obdução) é um procedimento cirúrgico altamente especializado que consiste num exame completo de um cadáver para determinar a causa e a forma de morte e para avaliar qualquer doença ou lesão que possa estar presente. Virtopia é uma palavra que combina 'virtual' e 'autópsia' e emprega métodos de imagem que também são utilizados na medicina clínica, tais como a tomografia computorizada (TC), a ressonância magnética (RM), etc., para efeitos de autópsia e para encontrar a causa da morte. A autópsia pode ser empregada como alternativa às autópsias padrão para um exame amplo e sistémico de todo o corpo, uma vez que consome menos tempo, ajuda a um melhor diagnóstico, e respeita os sentimentos religiosos. A virtopia está a ganhar rapidamente importância no campo dos casos médico-legais, mas ainda tem as suas próprias desvantagens. Esta técnica tem sido recentemente utilizada por odontologistas forenses, mas ainda não recebeu a sua própria luz da ribalta.

Forrest AS (2012)[35] realizou um estudo sobre recolha e registo de informação radiológica para fins forenses. O autor descobriu que a odontologia forense é a aplicação da perícia dentária a questões legais. Geralmente, envolve a comparação de registos dentários de uma pessoa desaparecida com um indivíduo falecido para efeitos de identificação pessoal forense, quer num único caso, quer como parte da resposta a um evento que envolva várias mortes simultâneas (Disaster Victim Identification, ou DVI). Pode também envolver estudos para determinar a idade de um indivíduo, que podem ser exigidos como parte de um processo de identificação forense, ou para outro fim legal, como a determinação da responsabilidade legal, ou em ligação com a imigração. Este relatório examina os tipos de informação radiológica actualmente utilizados em tais estudos forenses, e discute a forma como esta informação pode ser acedida ou registada, bem como as técnicas que são normalmente aplicadas aos dados radiológicos para alcançar um resultado satisfatório para aplicação em casos forenses.

Murphy M, Drage N, Carabott R e Adams C (2012)[36] conduziram um estudo sobre a precisão e fiabilidade da TCFC dos maxilares para a identificação forense comparativa. Verificaram que a tomografia computorizada convencional era uma modalidade emergente na identificação forense, mas não era suficientemente precisa para ser utilizada na identificação dentária, principalmente devido a problemas com artefactos de restauração dentária induzidos por estrias metálicas. No seu estudo, os autores determinaram a exactidão e fiabilidade do registo de informação forense a partir de tomografias CBCT dos maxilares quando comparada com radiografias panorâmicas convencionais em condições experimentais. A informação poderia ser registada com uma repetibilidade e reprodutibilidade quase perfeitas. A informação também poderia ser registada com precisão, sendo a sensibilidade de 96,6% (95% CI, 95,1-98,1) e a especificidade de 98,4% (95% CI, 96,2-100). O artefacto de restauração dentária induzida por estrias metálicas estava a um nível que permitia, na maioria dos casos, observações precisas, o que foi considerado um passo importante na validação da TCFC como instrumento de identificação dentária comparativa de corpos. Os autores concluíram que a TCFC poderia ter um papel na mortalidade em massa e em incidentes químicos, biológicos, radiológicos e nucleares, mas foram necessários mais estudos para avaliar a viabilidade da TCFC.

Chandrasekhar T, Vennila P (2011)[10] realizou um estudo sobre o papel da radiologia na odontologia forense. Verificaram que a radiologia forense é uma área especializada da imagiologia médica utilizando técnicas radiológicas para assistir médicos e patologistas em matéria relacionada com a lei. As radiografias dentárias post mortem eram a parte mais consistente dos registos antemortem que podiam ser transmitidos durante os procedimentos de exame forense. Os patologistas utilizavam regularmente imagens radiográficas durante a autópsia para os assistir na identificação de corpos estranhos ou na determinação da morte. A radiologia forense poderia ser utilizada em caso de morte suspeita ou homicídio, na análise de eventos médicos adversos, na resolução de questões legais, para detectar o abuso de crianças, tráfico de drogas, identificação de corpos e identificação de doenças. Utilizando as possibilidades da radiologia, poderiam ser reveladas características especiais das estruturas internas da região dento-maxilo-facial. Além disso, os autores concluíram que os tratamentos endodônticos, as tomadas de extracção de cura, os implantes ou mesmo a restauração dentária colorida poderiam também ser detectados nas radiografias. Por conseguinte, poderiam ser dadas respostas a problemas relacionados com procedimentos de identificação, desastre em massa e estimativa da idade dentária.

Panchbhai AS (2011)[37] realizou um estudo sobre indicadores radiográficos dentários, uma chave para a estimativa da idade. Discutiram a aplicação e a importância dos métodos radiológicos na avaliação da idade humana através do levantamento bibliográfico. Concluíram, com base num conhecimento adequado dos métodos disponíveis, que os dentistas forenses poderiam escolher o mais apropriado, uma vez que a validade da estimativa da idade dependia crucialmente do método utilizado e da sua correcta aplicação. A abordagem multifactorial levaria a uma avaliação optimizada da idade. Os requisitos legais também têm de ser considerados.

Rehani S, Chandrashekhar C, Radhakrishnan R (2011)[38] conduziu um estudo sobre o papel da Radiografia na Prática Forense Dentária e concluiu que a identificação do falecido era importante para o enquadramento social e legal. Pode-se fazer a identificação através das evidências disponíveis do cadáver ou utilizar métodos para fazer o melhor uso das características biológicas únicas a esse indivíduo. Tradicionalmente, o método das impressões digitais era o método de identificação mais aceitável. Contudo, devido à dificuldade em recuperar estes registos por não estarem prontamente disponíveis ou destruídos em caso de catástrofes, a utilidade destas provas era mínima na prática forense. Nestas circunstâncias, a identificação utilizando provas dentárias era científica e comparável, utilizando registos armazenados. De muitas maneiras, estas provas podiam ser preservadas, pois podiam ser armazenadas sob a forma de registos radiográficos. As radiografias preservam os detalhes e fornecem dados objectivos sob a forma da sua anatomia dento-óssea única ou restaurações dentárias específicas. O seu trabalho destacou a inevitabilidade e inimitabilidade das provas radiográficas no campo da ciência dentária forense.

Rutty GN, Robinson C, Morgan B, Black S, Adams C, e Webster P (2009)[39] conduziram um estudo sobre o Fimag: The United Kingdom Disaster Victim/Forensic Identification Imaging System. Descobriram que a imagiologia é uma ferramenta de diagnóstico integral nas investigações de mortalidade em massa realizadas tradicionalmente por raios X simples, fluoroscopia, e radiografia dentária. No entanto, foi dada pouca atenção a relatórios de imagem apropriados, transferência e armazenamento seguro de dados, particularmente em relação à necessidade de cumprir requisitos judiciais rigorosos. Não sendo estas limitações permanentes, é o risco associado ao manuseamento e investigação segura de fatalidades contaminadas que está a proporcionar novos desafios para a imagiologia radiológica de fatalidades em massa. A tomografia computorizada móvel multi-slice é uma alternativa a estas modalidades tradicionais, uma vez que proporciona um maior rendimento de diagnóstico e uma oportunidade para abordar os requisitos do sistema de justiça criminal. Apresentamos um novo sistema nacional de imagiologia de identificação forense de vítimas de catástrofes - aimag - que é aplicável tanto para a imagiologia de fatalidades em massa contaminada como não contaminada e aborda as questões da notificação judicial. Os autores sugeriram que este sistema abre uma nova era no diagnóstico radiológico de vítimas mortais em massa.

Identificação Maxilo-facial em pessoa e dentária.

O primeiro uso da técnica radiográfica na identificação foi relatado por Schuller em 1921.[9] Sinha et al em 2018, no seu estudo sobre o papel da radiologia maxilo-facial na expedição da odontologia forense, afirmaram que as radiografias dentárias e craniofaciais podiam ser usadas como uma super ferramenta para a avaliação da raça, género, e estimativa da estatura. Isto pode ser atribuído à diversidade na composição física humana, constitucional e que se tornou um componente vital nos dias de hoje. Por conseguinte, estes componentes podem contribuir significativamente para situações de tomada de decisão em odontologia forense. Os registos radiográficos têm um papel importante, uma vez que registam especificamente o último tratamento dentário fornecido ao indivíduo. [9] De muitas radiografias de grande formato utilizadas, a radiografia de asa mordedora é considerada como uma ferramenta eficiente para a identificação. As técnicas radiográficas digitais também permitem uma análise precisa das relações espaciais das raízes dos dentes e estruturas de suporte em imagens ante e post-mortem. [9]

A radiologia dentária é útil na determinação da anatomia dentária tal como a angulação dos dentes e é também útil na determinação da anatomia incomum. O exame de tomadas com dentes em falta ajuda na avaliação do número e alinhamento dos dentes, que são frequentemente perdidos após estudos post-mortem. [8]

O perfil dentário é outra forma de recriar o perfil da vítima antes da morte, com base nos dados clínicos e radiológicos acessíveis. [8] A importância das radiografias no processo de identificação de vítimas com acidentes de grande impacto e ferimentos com balas foi bem documentada no passado. [8] As radiografias também desempenham um papel exclusivo em casos de vítimas de queimaduras em que tenha ocorrido uma destruição completa do tecido e a análise do ADN se torne impossível. [40]

A radiografia do seio frontal é também um método comum utilizado para a identificação de pessoas em odontologia forense. [8] Rehani et al (2011), afirmaram que a configuração do seio frontal varia em cada indivíduo e também comumente exposto na investigação de séries sinusais. A visão Occipitomental / Water oferece uma excelente demonstração da anatomia dos seios nasais. Septo, vieira da borda superior, septo parcial, extensões etmóides e supra-orbitais, altura, largura e linha média dos seios frontais são comparados em imagens radiográficas post-mortem e ante-mortem. [38] (Figura 1)

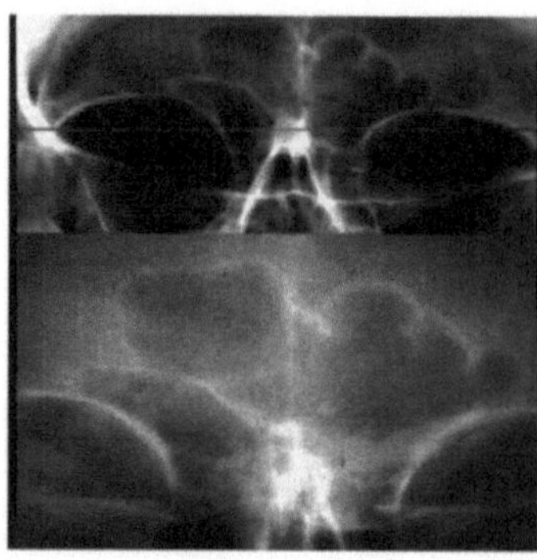

Fig 1: Detalhe da radiografia do seio frontal de AM (em cima) e PM (em baixo) de um par caso. [41]

Samuel et al (2017) no seu estudo mencionaram que se não houvesse registos radiográficos ante-mortem, os registos escritos ante-mortem obtidos em clínicas dentárias poderiam ser utilizados para comparação com as radiografias post-mortem. Contudo, os autores salientaram que a recolha de radiografias de dentistas e de artefactos nas radiografias complica este processo. Portanto, os autores sugeriram o uso da radiografia digital em detrimento das técnicas convencionais para superar tais défices. [7] A radiovisiografia permite a resolução espacial das imagens e ajuda na análise precisa das estruturas nas imagens ante-mortem e post mortem. É vantajosa porque reduz o número de novas exposições e também permite a fácil manutenção de registos. [8]

A informação fornecida pela imagem CT ante-mortem pode ser utilizada na caracterização das imagens post-mortem, o que permite a localização e medição precisas dos pontos craniométricos. [8] A utilização da TCFC abre uma vasta gama de aplicações para os odontologistas forenses. A precisão e fiabilidade da TCFC das mandíbulas para a identificação forense comparativa está bem estabelecida. Permite a construção de reconstruções 2D e 3D a partir de um único scan que pode ser utilizado para a identificação. [40] A TCFC é actualmente utilizada para a imagiologia pós-morte e para a imagiologia de projécteis metálicos de alta densidade em casos de ferimentos de bala em odontologia forense e investigações. [17] [Os] resultados da TCFC foram superiores aos da TC multidetectores na detecção de danos estruturais em tecidos duros na vizinhança imediata de projécteis metálicos de alta densidade e na identificação da localização precisa de um projéctil no corpo.

Num outro estudo, foi salientado que as circunstâncias durante os exames de TCFC de sujeitos vivos e em ambiente forense são diferentes. É responsável por poucas dificuldades uma vez que o corpo a ser digitalizado tem de ser mantido numa posição supina na máquina de TCFC com a cabeça e mandíbulas posicionadas no volume exposto para obter imagens de boa qualidade. Contudo, as vantagens adicionais da TCFC, tais como o registo rápido de informação forense no local, a transferência simples e imediata dos dados registados para qualquer lugar, a reconstrução de imagens 2D a partir dos dados, a eliminação do contacto corporal para exame directo aos dentistas e a redução de potenciais hipóteses de ressecção ou cirurgias, tornam-na uma ferramenta valiosa. [36]

A utilidade das radiografias no exame post mortem foi ilustrada por David e Paul, que descreveram as radiografias ajudando na identificação dentária post mortem através da localização e identificação de estruturas anatómicas, restaurações dentárias, aparelhos dentários, necessários no processo de comparação. Em determinadas situações, onde a identificação de espécimes não é possível, as radiografias de grande formato facilitam o processo de identificação através da localização de materiais radio-opacos e outras estruturas dentárias dentro do espécime ou saco corporal. [40]

Fazer uma radiografia do espécime pelos odontologistas forenses utilizando parâmetros semelhantes como a angulação, a exposição, tal como mencionado no registo ante-mortem, é um desafio, mas essencial. Por vezes é difícil conhecer os parâmetros exactos, pelo que é aconselhável realizar uma série completa de radiografias periapicais e de mordedura do conjunto completo de dentição. No caso de espécimes fragmentados, a colocação do filme necessário e as angulações da cabeça do tubo ou uma geometria consistente do projecton devem ser mantidas colocando o sensor/filme digital no aspecto lingual. [40]

A utilização de radiografias para a recolha de registos ante-mortem é um processo mais exigente para os odontologistas forenses. A reconstrução dos registos ante-mortem é também um processo árduo, pois o dentista praticante tem de estar de acordo em fornecer aos seus pacientes dados pessoais de saúde. Embora sejam úteis durante o processo, mas também estão preocupados com o tratamento adequado dos seus registos e radiografias. [40] O registo ante-mortem deve ser recolhido com precisão e cuidadosamente revisto, especialmente os registos escritos ou radiográficos mais recentes, considerados como sendo os mais importantes. A informação obtida nos registos ante mortem (Figura 2) e post-mortem (Figura 3) deve ser cuidadosamente registada e guardada para comparação.

Assim, pode-se concluir que a própria Radiologia Maxilofacial é uma bênção para o mundo da odontologia e que o seu papel actual no mundo da odontologia forense é altamente significativo para a identificação

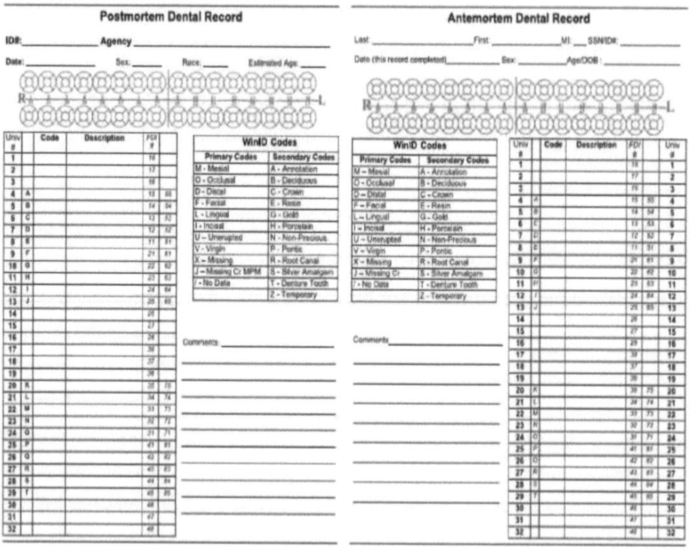

Figura 2 e Figura 3: Formulários de manutenção de registos escritos Antemortem e Post mortem [41]

fins. Simplificou a tomada de decisões e a produção de provas legais em tribunal. [9] A identificação bem sucedida de um sujeito depende da base de dados e comparação post-mortem e ante-mortem, pelo que o papel da Radiologia Maxilo-facial tem um papel evidente e significativo no processo de identificação40.

Imagens maxilofaciais em múltiplos incidentes de fatalidade/desastres em massa

Incidente de mortalidade múltipla (IMF) é a terminologia utilizada para descrever incidentes mortais causados por desastres em massa. [40] Houve numerosos incidentes deste tipo no passado, como os ataques terroristas no World Trade Centre, o ataque do Pentágono e o acidente aéreo da Pensilvânia que deixou o Mundo em estado de choque. [40] Houve também desastres naturais que ceifaram inúmeras vidas, como o triplo furacão na Florida em 2004 e o Tsunami em Dezembro de 2004, que destruiu muitas cidades e vidas em torno do Oceano Índico. Em tais incidentes, a identificação das vítimas é um passo importante tanto para os feridos como para os falecidos. O Radiologista Maxilofacial desempenha um papel fundamental no processo. [40] Utilizando a Imagem Maxilofacial, o odontólogo forense efectua o exame dos registos dentários ante mortem, post mortem e a sua comparação. [41]

Ao longo das poucas décadas, o papel da radiologia tornou-se cada vez mais evidente dentro do ambiente mortuário da catástrofe. [42] Avaliam registos objectivos que permitem a documentação da morfologia detalhada da dentição e das estruturas ósseas circundantes. Quando são utilizadas radiografias dentárias para identificação, as características salientes utilizadas para comparação entre as imagens AM e PM incluem morfologia individual específica da dentição, seios pneumáticos e morfologia óssea, incluindo trabéculas; presença de restaurações dentárias, evidência de traumatismos passados e/ou tratamento cirúrgico e dentes em falta ou desalinhados. [35]

Em incidentes de mortalidade em massa, as radiografias são frequentemente feitas no local usando uma unidade de raios X dentária, como Min-X-Ray®. As radiografias de boca inteira são preferidas para cobrir todos os fragmentos dentários. Estas imagens radiográficas são digitalizadas através do computador, para uma rápida comparação. [38] A precisão da identificação requer a comparação ponto a ponto de um conjunto de radiografias intrabucais que correspondam exactamente a todos os pontos de comparação. [10]

As radiografias oclusais são consideradas adequadas para radiografias post mortem, em desastres de massa, uma vez que podem substituir múltiplas vistas num único filme. [41] A imagem radiográfica máxima deve ser obtida para a radiografia post mortem durante o primeiro exame, a fim de evitar o processo de recuperação do corpo para exame posterior que elimina as hipóteses de [41] inexactidão. [41]

Os filmes analógicos ou digitalizados também podem ser utilizados na identificação de vítimas de catástrofes de morte em massa. No entanto, quando usado em grande número de exames radiográficos, é considerada a digitalização de filmes analógicos num scanner de transparência de cama plana e armazenamento electrónico, para assegurar a longa duração das imagens dos filmes. As radiografias digitais são armazenadas em formato JPEG para facilitar o processo, uma vez que são necessárias radiografias múltiplas para múltiplos locais. É necessária uma monitorização sensata por parte dos radiologistas em tais radiografias para minimizar erros de projecção ou processamento. [41]

O objectivo do exame radiológico dentário é fornecer uma documentação clara dos dentes e maxilares no momento da morte. Isto é um desafio, uma vez que a possibilidade de obter registos AM para comparação antes do exame radiológico do falecido em tais circunstâncias é difícil. Mesmo quando as imagens AM estão disponíveis, a duplicação de imagens com a mesma geometria requer profissionais altamente qualificados. [35]

A utilização da PGR para a manutenção de registos pode ser ainda utilizada para a identificação de pessoas. As IOPA de boca cheia são também utilizadas para áreas inacessíveis e podem ser organizadas sob a forma de PGR para criar um registo digital de cada indivíduo. Estes podem ser obtidos utilizando uma unidade de raios X portátil. [24]

Mais recentemente, uma tecnologia de reconhecimento automático 2D permite a correspondência cruzada de um conjunto de radiografias de vítimas suspeitas contra radiografias de restos de PM e, eventualmente, permite a recuperação com base no conteúdo de imagens AM que coincidem com imagens PM. Vários algoritmos foram propostos para esta correspondência computorizada de radiografias AM e PM. O algoritmo utiliza imagens de PM que são segmentadas em imagens de dentes separados. O algoritmo de correspondência é aplicado para se ajustar a cada imagem segmentada de PM nas imagens AM de toda a base de dados. Durante o processo de correspondência, as imagens são transformadas por rotação, alteração de escala e tradução para atingir uma distância média mínima de desalinhamento. [33]

A utilização de imagens postmortem assistidas por computador (CAMPI) para tais comparações detém um registo de utilização bem sucedida em muitos casos no passado. Além disso, o desenvolvimento do WinID , que utiliza uma base de dados de acesso MS e um formato Windows permite introduzir e armazenar registos ante e post-mortem. No final dos anos 90, o sistema DEXISTM de radiografia digital dentária tem sido utilizado em situações de catástrofe em massa. Tanto o WinID como o DEXIS, são utilizados em conjunto para avaliação de tais registos que são depois armazenados e podem ser revistos a qualquer momento utilizando o programa WinID. O DEXIS também facilita o rastreio da imagem que pode ser utilizada pelo WinID para a revisão radiológica incial para comparações, evitando assim a duplicação de números nos dados da operação. O WinID também permite uma característica única de fusão de e-mails, pelo que pode ser criada uma série de relatórios para as autoridades locais e outros grupos. [40](Figura 4)

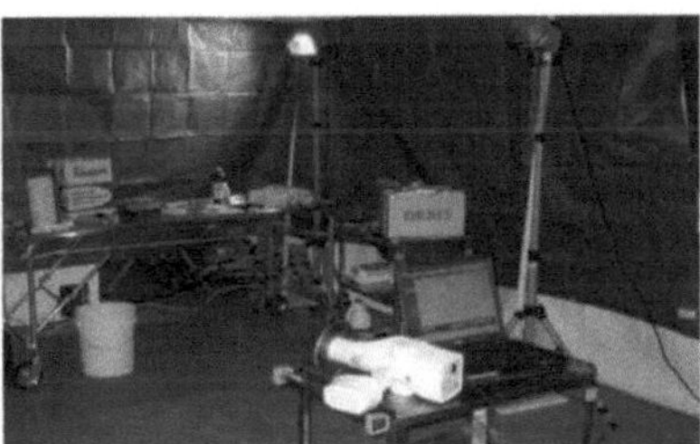

Fig ure 4: Sistema de raio-X digital directo integrado com WinID e DEXISTM
utilizado para avaliação
da DVI do desastre do furacão Katrina. [41]

Hoje em dia, as cabeças de tubos de raios X portáteis permitem aos odontologistas trabalhar directamente nos locais de mortalidade em massa. Permite a identificação no local e é altamente vantajoso para os espécimes que foram queimados ou que se encontram num estado vulnerável para trânsito. As radiografias obtidas podem ser retidas com precisão ao longo de anos num formato sem perdas e podem ser avaliadas após muitos anos. [35]

Os exames de TCFC são também utilizados na identificação das vítimas de catástrofes. As vítimas são digitalizadas numa posição supina. Qualquer imagem intra e extra-oral é reconstruída a partir de uma digitalização e facilita ao operador a selecção da localização e orientação de qualquer fatia desejável. Assim, permitindo traçar um plano dentro da área dos arcos dentários e a produção de imagens de OPG. A TCFC também simplifica as discrepâncias que surgem devido a distorções geométricas, uma vez que os algoritmos estão também equipados com módulos de correcção automática. Desta forma, a TCFC minimiza a produção de artefactos e erros no processo de identificação de vítimas de catástrofes. [40]

A fluoroscopia é também utilizada para digitalizar os corpos das vítimas de catástrofes e faz o scan desses corpos na primeira fase de recepção, seguida de outros exames fluoroscópicos ou de raios X simples. No entanto, este processo é demorado, limitador de velocidade e requer frequentemente o manuseamento manual tanto do espécime como do equipamento para uma imagem adequada. [42]

A utilização da MRI tanto em mortuárias permanentes como em mortuárias temporárias em casos de mortalidade em massa depende da disponibilidade de tecnologias fixas e móveis e são sensíveis ao tipo de espécime a ser digitalizado, uma vez que os corpos ou partes do corpo que contêm material metálico são difíceis de digitalizar com a MRI. [42]

Os scanners de TAC móveis são utilizados eficientemente em desastres de fatalidade em massa. Estes scanners podem ser utilizados dentro e fora de mortuárias permanentes e temporárias. A modalidade única de CT gera tanto imagens de tecido mole como de ossos em AP, vistas laterais, axiais e tridimensionais e é uma modalidade de imagem que poupa tempo. A tecnologia permite ainda o exame radiológico de um único corpo e de vários sacos de fragmentos sem manipulação manual, minimizando assim as hipóteses de contaminação cruzada. (Figura 5) Resolve também a tomada crítica do posicionamento da amostra, uma vez que as varreduras permitem uma orientação variável para avaliação. [42] A tecnologia utiliza software de processamento altamente eficiente que torna possível a radiografia dentária antemortem de todos os tipos para efeitos de identificação. A utilização do eLU-CT (eXplore Locus

Ultra flat panel CT) de alta resolução minimiza a produção

de artefactos metálicos causados por obturações dentárias. Foi também desenvolvido um software de análise de imagem semi-automatizado para efectuar tais comparações. [1]

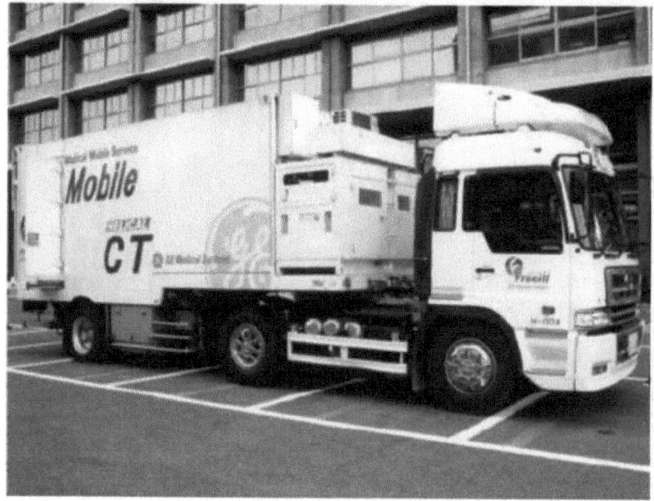

Figura 5 : Uma imagem dos scanners Ct móveis utilizados em DVI. (Adaptado de: Hayakawa et al. Será que a tecnologia de imagem ultrapassa os problemas do exame post-mortem convencional?
Um ensaio de tomografia computorizada para exame post-mortem. Revista internacional de medicina legal.2006 120. 24-6. 10.1007/s00414-005-0038-x.)

Entre as ferramentas avançadas a biometria dentária é uma invenção recente que utiliza radiografias dentárias para identificação. Permite a extracção de segmentos dentários ou de dentes a partir de uma mistura de modelos gaussianos e permite posteriormente a correspondência de imagens, o cálculo de distâncias de imagem e a identificação do sujeito. [1]

A radiologia forense utiliza múltiplas abordagens desde técnicas radiográficas convencionais até ferramentas avançadas de imagem em DVI. Dentes e maxilares servem como poderosa fonte de evidência no campo da DVI. [16] Este é um campo desafiante da ciência forense e pode ser eficazmente aplicado através da execução adequada com ferramentas de imagem maxilofaciais, o que complementa para acelerar o processo de DVI por Radiologistas Maxilofaciais qualificados. [16]

Imagens maxilofaciais na estimativa da idade

A maturidade dentária tem um papel significativo na estimativa da idade, tanto para crianças como para adultos. A radiologia desempenha um papel significativo na estimativa da idade humana. A radiografia dentária, é um método não invasivo e simplificado que tem sido utilizado nos métodos de estimativa da idade desde 1982.[8] [Os] resultados dentários encontrados nas imagens radiográficas servem como uma importante fonte de informação para a determinação da idade no campo da odontologia forense. [8]

Na radiologia forense, é necessária uma avaliação da idade cronológica, ou seja, a idade real do paciente. [37] [As] fases de formação do dente são analisadas para estimar a idade cronológica em jovens. Radiografias periapicais intrabucais, radiografias oblíquas laterais, radiografias cefalométricas, radiografias panorâmicas, imagens digitais e tecnologias avançadas de imagem são várias técnicas radiográficas utilizadas no processo. [37]

Uma vez que o desenvolvimento dentário é controlado por genes e não por factores ambientais, portanto, a determinação da idade com base em métodos radiográficos é mais fiável em comparação com aqueles baseados no desenvolvimento esquelético. Estes métodos são menos complicados e envolvem a identificação das fases de mineralização em imagens radiográficas e depois a comparação com a fase padrão para determinar uma faixa etária estimada. [37]

O número de dentes presentes na cavidade oral e a erupção sequencial auxilia o processo de determinação da idade de um indivíduo. [5] Vários parâmetros analisados para auxiliar este processo incluem ossos dos maxilares, germes dos dentes, fases de desenvolvimento da coroa, processo de mineralização, a sua erupção na cavidade oral e morfologia das raízes. Volume da câmara de polpa, desenvolvimento do terceiro molar e o seu padrão de erupção são outros métodos também utilizados para este fim. [8] A determinação da idade utilizando radiografias dentárias é agrupada em três fases:

A. Pré-natal, neonatal e pós-natal,
B. Crianças e adolescentes e
C. Adultos. [37]

Na idade pré-natal, neonatal e pós-natal isto é feito através do exame radiográfico dos ossos da mandíbula pré-natal e avaliação dos germes dentários que estão presentes antes da mineralização na vida intra-uterina e que são visualizados como áreas radiolúcidas nas radiografias antes da mineralização. [37] Tanto a avaliação da idade pré-natal como pós-natal é exclusivamente baseada no exame radiográfico. Muitos métodos são utilizados para este fim como a técnica de Kraus e Jordan, que envolve a avaliação da mineralização precoce em dentes decíduos e primeiros molares permanentes e também fases de mineralização dos dentes na vida intra-uterina. Neste método, dez fases de desenvolvimento foram descritas e são indicadas por numerais romanos de I a X. [8] Os melhores resultados são obtidos quando há um crescimento individual rápido e a maioria dos dentes se encontra numa fase de desenvolvimento. Contudo, em comparação com a - estimativa da idade pós-natal, o processo é relativamente complexo nas fases pré-natal e neonatal. E especialmente após a idade de 14 anos, uma vez que a maior parte da dentição está completamente desenvolvida. [37] (Figura 6)

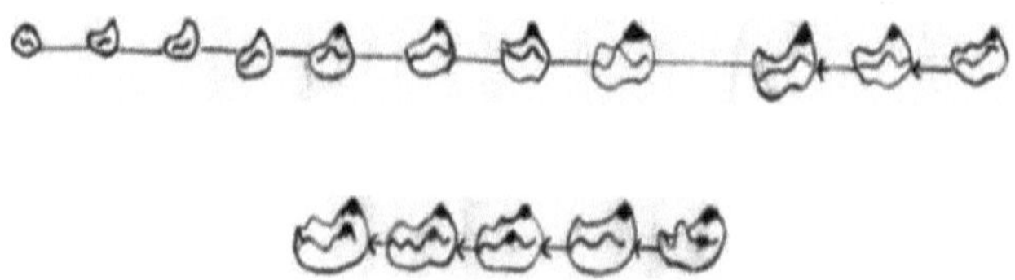

Fig 6 : Fases de desenvolvimento do primeiro molar decíduo inferior de Kraus e Jordânia
(dados disponíveis). O desenvolvimento é descrito em dez fases denotadas por numerais romanos de
I a X; a IX fase inclui três fases e a X fase inclui cinco fases. [37]

O método Schour & Masseler é utilizado para estimar a idade das crianças e adolescentes, propondo 21 etapas cronológicas de 4 meses a 21 anos de idade. [8,37] (Figura 7)

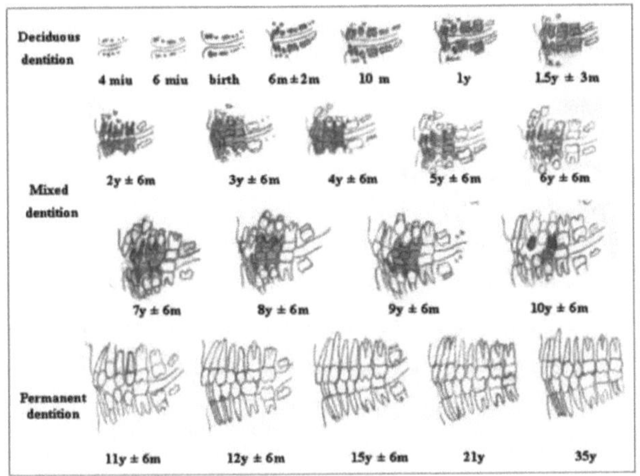

Figura :7 Gráfico de desenvolvimento dentário por Schour e Masseler (American DentalAssociation
, 1982), (y 5 anos; miu 5 meses em vida intra-uterina; m 5 meses) panch. [37]

Noutro método descrito por Mooree's, Fanning e Hunt , o desenvolvimento dentário é estudado em 14 fases de mineralização para o desenvolvimento de dentes permanentes únicos e multi-raízados e estima-se a idade média para a fase específica. [37] As radiografias panorâmicas e oblíquas laterais são utilizadas para este fim. [37](Figura 8)

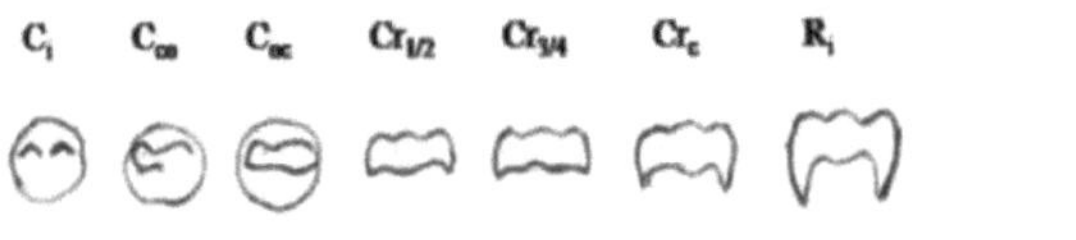

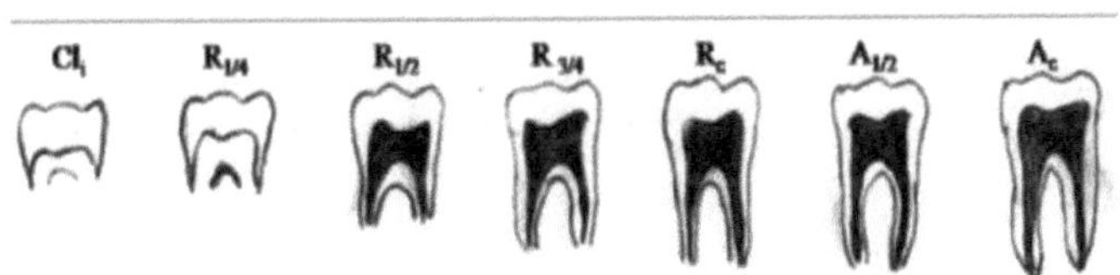

Fig 8 : 14 fases de formação do dente multirradicular. Formação inicial das cúspides (Ci),
coalescência das cúspides (Cco), contorno das cúspides completo (Coc), coroa meio completa (Cr1/2),
coroa três quartos completa (Cr3/4), coroa completa (Crc), formação

inicial da raiz (Ri),
formação inicial da fenda (Cli), comprimento da raiz quarto (R1/4),
comprimento da raiz meio (R1/2), comprimento da raiz três quartos
(R3/4), comprimento da raiz meio completa (Rc), ápice meio fechado (A1/2),
fecho apical completo
(Ac)[37]

O método Demirjian é utilizado para estimar a idade cronológica com base em oito fases de desenvolvimento dos dentes. [8] Este método envolve a classificação de sete dentes permanentes mandibulares desde o segundo molar até ao incisivo central e determina oito fases de mineralização do dente juntamente com a fase zero para a não aparência. [37] É atribuída uma classificação a cada fase de mineralização que fornece uma estimativa da maturidade dentária numa escala de 0-100 nas tabelas de percentil. [8] (Figura 9)

A técnica de Nolla emprega os padrões de mineralização dos dentes permanentes maxilares e mandibulares, divididos em 10 fases para a estimativa da idade das crianças e adolescentes. [8] O terceiro molar não é necessário para ser considerado nesta técnica e existe uma disposição separada para a determinação da idade masculina e feminina. [8] Em vários estudos, a idade é avaliada por correlação entre a idade e a medição de apices abertos em dentes de crianças e adolescentes. [37] (Figura 10)

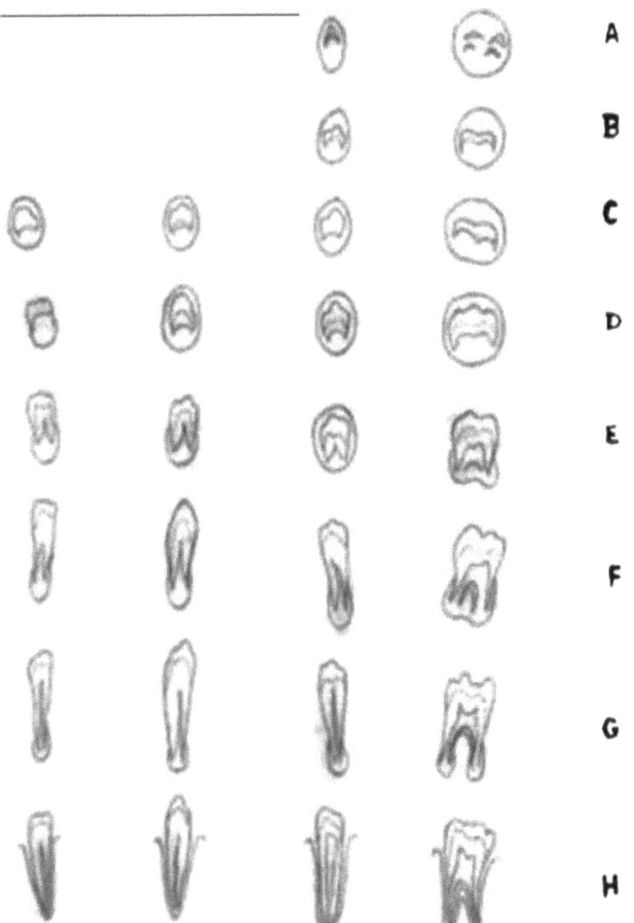

Fig 9: Oito etapas (A a H) de mineralização do dente (sistema Demirjian). A, início da
calcificação em forma de cone invertido ou cones; B, cúspides mineralizadas são unidas para
mostrar a morfologia coronal; C, coroa formada ao meio, câmara de polpa é evidente; D, coroas formadas
até à junção cemento-esmalte, com início da formação da raiz;
E, formação inicial da bifurcação radicular; F, o ápice termina em forma de funil; G, as paredes do
canal radicular são agora paralelas, a sua extremidade apical parcialmente aberta; H, a extremidade apical do canal radicular
é completamente fechada; a membrana periodontal de largura uniforme à volta da raiz e

do ápice. [37]

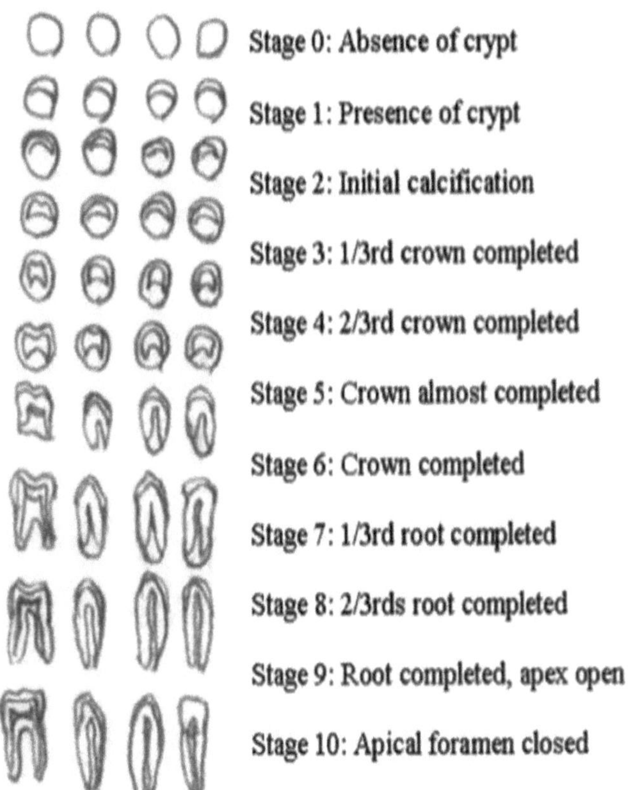

Fig 10: Dez fases de formação do dente com descrição (método de Nolla). [37]

O método de Kvaal é utilizado para a estimativa da idade em adultos é baseado na relação polpa-dentes, na qual seis dentes maxilares e mandibulares são considerados. Isto é determinado pela fórmula Idade = 129,8 - (316,4 x M) (6,8 x (W - L)), que permite a avaliação dos vários parâmetros como comprimento máximo do dente, comprimento da polpa, comprimento da raiz no lado mesial dos dentes, largura da polpa e largura da raiz, relação comprimento da raiz/comprimento do dente, relação comprimento da polpa/comprimento do dente, relação comprimento da polpa/largura da raiz, relação largura da polpa/largura da raiz, relação largura da polpa/largura da raiz em diferentes níveis do dente. [37] A estimativa da idade em adultos também pode ser realizada pelo método do índice de cavidade da polpa coronal. Nesta técnica, a correlação entre a redução da cavidade da polpa coronal e a idade cronológica é avaliada através de radiografia panorâmica. [8] (Figura 11)

Fig 11: Método Kvaals. Diagrama de pré-molar mostrando o
local de medição

: comprimento pulproot (R), comprimento pulproot-tooth

(P), comprimento pulproot (T), largura pulproot na

junção

Cementoenamel

(A), largura pulproot no nível médio da raiz (C)

e largura pulproot no ponto médio entre o nível C e A

(B)[37]

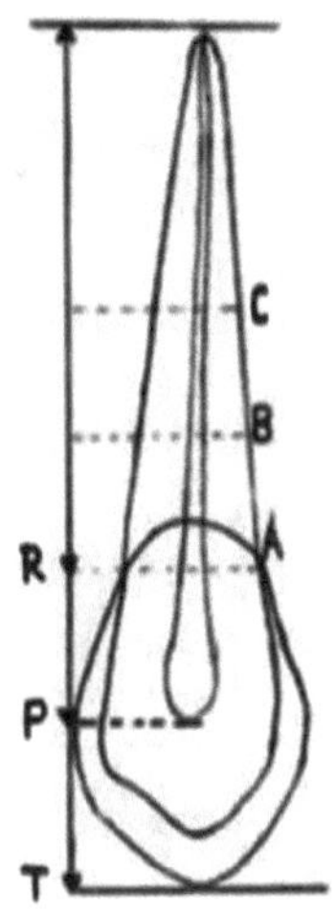

O método Harris e Nortje para a estimativa da idade adulta avalia o desenvolvimento do terceiro molar.[37] Neste método são avaliadas cinco fases do desenvolvimento da raiz do terceiro molar com as correspondentes idades médias e comprimento médio. O método Van Heerden utiliza a raiz mesial do terceiro molar, que é estudada em cinco fases utilizando radiografias panorâmicas,

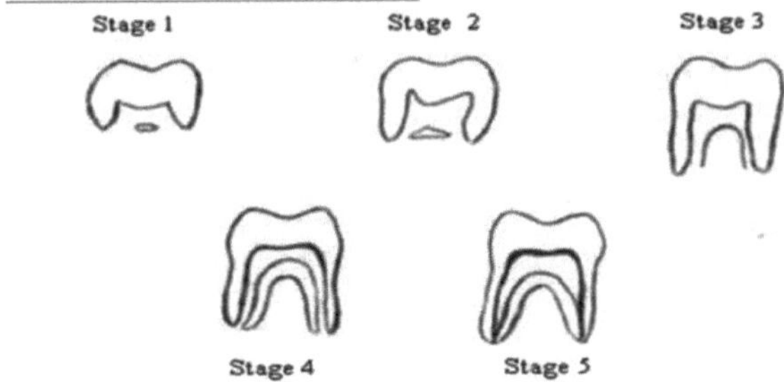

Figura 12: Cinco fases de desenvolvimento da raiz do terceiro molar inferior
(método de Harris e Nortje)[37]

separadamente para os machos e as fêmeas.[8] No entanto, a estimativa da idade usando o terceiro molar é questionável devido à grande variabilidade no desenvolvimento do terceiro molar. [37](Figura 12)

A morfologia de três parâmetros mandibulares que são ângulo goníaco, altura do ramo e largura do bigonial pode ser estudada nos radiopígrafos panorâmicos na estimativa da idade. O alargamento do ângulo goníaco e a diminuição da largura bigonial e da altura do ramo com o aumento da idade tem sido apoiado por muitos estudos e tem sido considerado como altamente preciso.[6] (Figura 13)

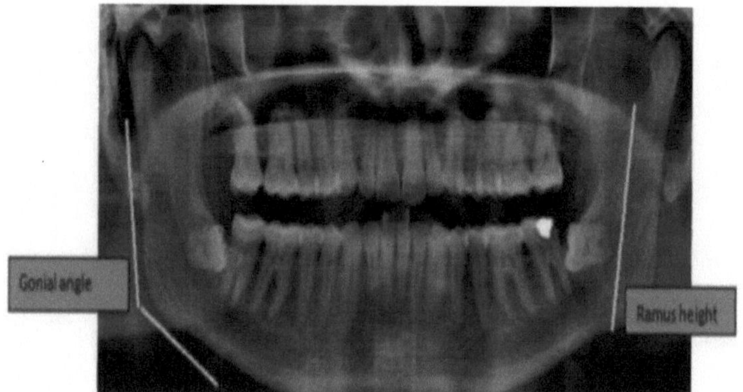

Figura 13: PGR mostrando ângulo Gonial e altura do ramo. [6]

A estimativa da idade a partir do tamanho do crânio pode ser determinada utilizando a cefalometria. Esta é baseada em certos padrões de tamanho facial e proporções por nível de idade. No entanto, a precisão deste método é considerada ligeiramente incerta. [23]

A avaliação do desenvolvimento do seio para a determinação da idade foi descrita e é feita através da avaliação de radiografias laterais ou frontais com contornos bem definidos do seio paranasal, frontal, e esfenoidal. O seio maxilar, que atinge o seu tamanho máximo durante a terceira década de vida e não aumenta mais tarde, podendo assumir uma forma triangular, é avaliado numa radiografia posterior-anterior. [23] A ocorrência de hiperostose em fêmeas pós-menopausa e a diminuição do tamanho dos seios frontais em fêmeas idosas com avanço de idade são marcadores úteis para avaliar a idade. [23]

A TCFC é útil para a avaliação da Relação Dentária de Polpa para a estimativa da idade. Este rácio diminui significativamente com o avanço da idade devido à deposição secundária de dentina nas paredes pulpares. [4] Os caninos maxilares são mais frequentemente avaliados neste método devido à sua vantagem morfológica de maior área de polpa de raiz única com alta resistência ao desgaste em comparação com outros dentes. [4] (Figura 14)

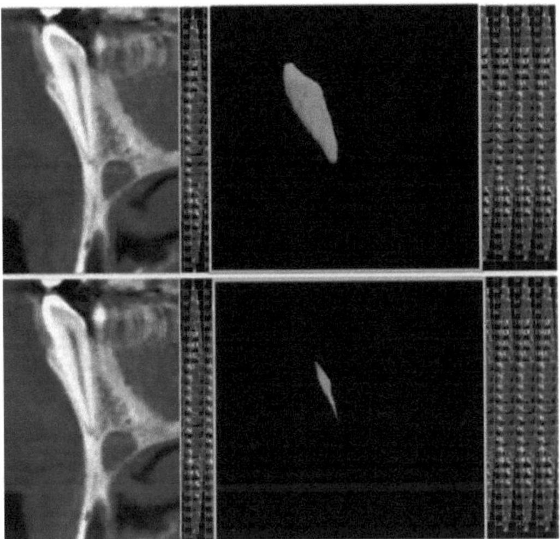

Figura 14: O cálculo automático do volume do dente e do volume de polpa das áreas delineadas em cada fatia foi efectuado pelo software. (Adaptado de: Gulsahi et al.

Estimativa da idade com base na relação polpa/volume dentário medida em imagens de tomografia computadorizada de feixe cônico.

Radiologia Dentomaxilofacial (2018) 47, 20170239. doi: 10.1259/dmfr.20170239)

A análise dos pontos de ossificação também ajuda na estimativa da idade forense. [4] Sincondrose esfeno-occipital, é um ponto de crescimento de ossificação em fase tardia presente na base do crânio e fornece informação significativa na estimativa da idade. [4] As sincondroses da base craniana contribuem essencialmente para o desenvolvimento craniofacial e, mais ainda, para o desenvolvimento dentoalveolar. Muitos estudos afirmam que a fusão precoce da sincondrose ocorre 2-4 anos mais cedo nas fêmeas do que nos machos e o processo termina aos 17 anos de idade em ambos os sexos. [4]

A Radiologia Maxilo-facial tornou-se uma ferramenta eficiente nos processos de identificação da idade humana no mundo da odontologia forense. [37] A estrutura orofacial pode ser engenhosa no fornecimento da informação necessária para a estimativa da idade de indivíduos desconhecidos, bem como para fornecer a informação necessária à justiça e à segurança. [23] Entre a vasta gama de métodos

53

utilizados para avaliar a idade utilizando radiografias, a avaliação de radiografias dentárias para fases de calcificação dentária é considerada a mais fiável, uma vez que a calcificação dentária pode ser observada a partir de radiografias durante um período de vários anos. [23,37] Contudo, são essenciais esforços para reduzir os procedimentos comuns de padronização, calibração e avaliação para a estimativa da idade usando radiografias dentárias, para complementar estas técnicas para a sua aplicação em questões legais e sociais. [23]

Imagens Maxilofaciais na Determinação do Género

A determinação do género é um indicador importante na identificação forense. [43,44,45,46] É o principal passo no exame de identificação médico-legal em casos de corpos mortos e restos esqueléticos danificados ou mutilados. [46] Corrigir as ajudas de identificação de género e acelerar o processo de identificação relativo a pessoas desaparecidas em forense. O exame radiográfico de ossos como a pélvis e o crânio são mais frequentemente utilizados para este fim. Os dentes e as estruturas dentárias são também consideravelmente utilizados no processo de identificação de género e com uma taxa de precisão de 76%- 92,5%, sendo um dos métodos mais fiáveis na medicina dentária forense. [46]

Os machos e as fêmeas têm diferenças estruturais e morfológicas características, tais como os machos têm coroas de dentes maiores em comparação com as fêmeas. [46] Os filmes radiográficos convencionais oclusais são utilizados para analisar medidas lineares e angulares de arcadas dentárias para determinação do sexo. [44] Estas medições são maiores nos machos do que nas fêmeas. No entanto, esta técnica pode não proporcionar diferenças significativas no tamanho do arco com base nos géneros, pelo que a radiografia oclusal mandibular digital é outra técnica utilizada para este fim. Esta técnica tem uma taxa de precisão aceitável. [46] Os caninos são na sua maioria avaliados nesta técnica, uma vez que apresenta um elevado grau de dimorfismo sexual. [46] As medidas lineares dos dentes, largura dos caninos interarcos (ICW) e índice canino são medidas em radiografias oclusais. A ICW é mais nos machos, indicando maiores dimensões do maxilar e inclinação para o queixo em forma de bilobate/quadrado nos machos, enquanto que o queixo pontiagudo nas fêmeas. [46] A vantagem da utilização da radiografia oclusal digital é que consome menos tempo e é de fácil utilização e permite o fácil armazenamento e recuperação de dados. [46]

As medições dos dentes em radiografias panorâmicas provaram proporcionar 80% de precisão na identificação do género. Estas radiografias são extremamente vantajosas uma vez que permitem a visualização distinta dos tecidos dos dentes e estruturas circundantes, facilitando assim a medição do comprimento total do dente, coroa e raiz de todos os dentes numa só moldura, o que poupa tempo e também supera a exigência de projecção geométrica múltipla. [43] No entanto, certos contratempos da radiografia panorâmica incluem a exigência de manipulação da imagem de acordo com as especificações técnicas do sistema, ocorrência de artefactos e, por vezes, a difícil identificação de pontos de referência nas radiografias. [43] As radiografias panorâmicas são também utilizadas para avaliar o ângulo goníaco, para diferenciação de género na radiologia forense. Estes valores são encontrados significativamente mais nas fêmeas do que nos machos. [6]

A radiografia cefalométrica lateral é outro método em forense para a determinação do género. [28] A anatomia profunda da superfície é mais apreciável nos crânios masculinos do que nas femininas, o que torna a primeira facilmente identificável. As superestruturas do crânio nas fêmeas, ou seja, todas as cristas ósseas, cristas e processos são menores e mais suaves do que nas dos machos. [28] Isto é normalmente aplicado a estruturas como a linha temporal, processos mastoides, linhas nucais, protuberância occipital externa, e arcadas superciliares. [28]

A projecção postero-anterior é também utilizada para este fim e parâmetros como altura craniofacial total, altura da mastoide, largura bicondiliana e largura mandibular são medidos e encontrados para fornecer 88% de precisão na determinação do Género. [23]

Schuller (1943) tem defendido que os seios frontais são maiores nos homens do que nas mulheres e o peculiar padrão anatómico do seio é de grande significado na determinação forense do Género. O diâmetro sagital do seio frontal é também significativamente maior nos homens. [4] No entanto, Verma [30] et al. afirmaram que não se vêem tais diferenças em relação ao diâmetro sagital em ambos os Géneros.

A radiografia do seio frontal é útil para a determinação do género, uma vez que uma vez atingido o seu tamanho máximo em adultos, os seios nasais quase não sofrem qualquer alteração ao longo da vida, permitindo assim a sua avaliação linear e por área, tanto em indivíduos do sexo masculino como feminino. [30] A análise CBCT do seio frontal (FS) é também considerada como um parâmetro poderoso para a determinação do Género e fornece resultados altamente precisos. [4] O índice do seio frontal, ou seja, altura / largura dos FS, serve como uma ferramenta convincente para este fim. [4]

O tamanho do côndilo mandibular é maior nos machos do que nas fêmeas e exibe dimorfismo sexual. [22] O exame radiográfico do côndilo é feito medindo os planos anteroposterior e mediolateral do côndilo. As radiografias panorâmicas facilitam a visão bilateral de ambos os côndilos numa só moldura e ajudam na determinação do género. [22] A técnica radiográfica panorâmica inversa provou ser altamente benéfica em radiologia forense por ser altamente conveniente e permitir a imagem do aspecto lateral do côndilo mandibular que é geralmente sobreposto em radiografias panorâmicas. [22] (Figura15 a,b) A análise CBCT da mandíbula também mostra o traço dimórfico significativo da mandíbula na sua forma e tamanho. [4] A medição linear do ramo na TCFC é maior em machos em comparação com as fêmeas. O ângulo goníaco, no entanto, é encontrado com rotação para baixo e para trás na mandíbula nas fêmeas, enquanto que nos machos só tem rotação para a frente. [4]

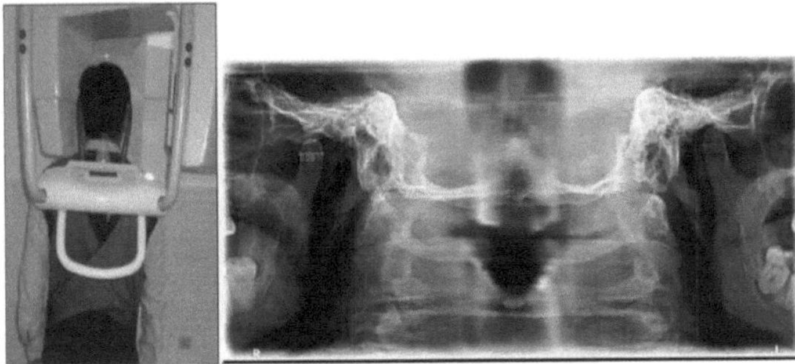

Figura: 15 (a) Imagem panorâmica inversa e (b) imagem resultante. [22]

A análise CBCT das dimensões do foramen magnum (FM) também pode ser utilizada na medicina dentária forense para a determinação do género e fornece resultados altamente precisos e precisos. [4] Vários estudos afirmaram que os valores de comprimento, largura, circunferência e área de FM são mais elevados nos homens do que nas mulheres. A área do foramen magnum é também considerada como um dos indicadores mais estabelecidos para a determinação do Género. [4] (Figura 16)

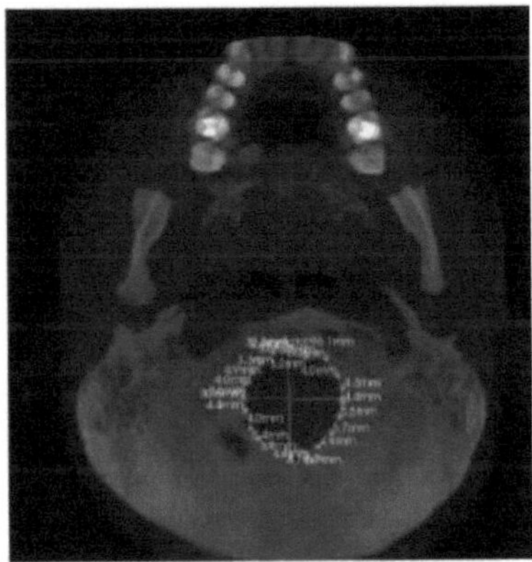

Figura 16: Foramen Magnum Medição do comprimento, respiração e
A análise CBCT do seio maxilar é útil para este fim e mostrou valores significativamente inferiores das dimensões nas fêmeas do que nos machos. A

altura do seio é também um parâmetro importante que é considerado para este fim. [4]

A análise CBCT mostrou que os machos têm maiores valores de distância inter-mastóide (IMD) e maior distância entre as superfícies laterais da mastoide esquerda e direita (IMLSD) do que as fêmeas, enquanto que a erupção da mastoide (MF) e o ângulo de convergência medial da mastoide (MMCA) é maior nas fêmeas em comparação com o dos machos. [4]

Em forense, a base da identificação é principalmente construída sobre a determinação da Idade e Género dos restos esqueléticos. [22] O dimorfismo sexual diverso é exibido pelo quadro craniofacial que ajuda neste processo. [43] Tanto as modalidades de imagem 2D como 3D são bem empregues para acelerar este processo e têm um elevado impacto no aspecto médico-legal. Embora o papel da radiologia forense na identificação dentária tenha atravessado marcos nestes anos, no entanto, mais investigação e aplicação devem ser consideradas para ampliar o uso desta poderosa arma no campo da medicina dentária forense.

Imagens maxilofaciais na identificação de trauma e abuso

As imagens maxilofaciais ajudam os investigadores em assuntos relacionados com a lei, abrangendo a avaliação e documentação de abuso/lesão ou causa de morte. [45,46,47] As imagens radiográficas são uma prova engenhosa em casos de jurisdição criminal e civil que envolvam lesões e abusos. Podem também identificar quaisquer corpos estranhos nos tecidos moles na sequência de incidentes traumáticos. [9,25] As marcas de mordidas são uma das formas mais comuns de traumas humanos e são encontradas principalmente em casos que envolvem agressão sexual, homicídio e abuso de crianças. [48] Radiografias têm sido utilizadas na identificação de marcas de mordidelas. A técnica de impressão radiográfica de cera é utilizada para gerar "sobreposições" em que os dados do padrão de mordedura são obtidos a partir de uma superfície que é depois transferida para uma folha de acetato transparente. Estas sobreposições são comparadas com as sobreposições de padrões dentários suspeitos para análise das marcas de mordedura. [48] Impressões obtidas das marcas de mordidas são cortadas à medida de uma película oclusal e são preenchidas com amálgama de prata em pó misturada com espírito cirúrgico. [28,48] É depois colocada com a superfície oclusal virada para a película. [28] A imagem é então filmada pela técnica de cone paralelo e o feixe de raios X é dirigido centralmente a 90 graus para a instalação. A imagem radiográfica, quando processada, pode ser visualizada como marcas visíveis de mordedura como dentes brancos sobre um fundo escuro. [48] (Figura 17)

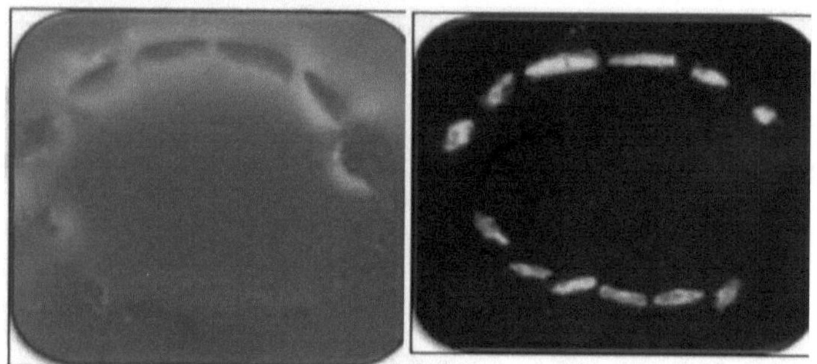

Fig.17 Método de impressão de cera radiopaca. [48]

A xerorradiografia e a radiografia de contraste melhorada podem também fornecer informações valiosas e ajuda em procedimentos padrão de identificação. Também pode ser utilizada para gerar sobreposições para análise de marcas de mordidas. [48,49] A análise CBCT das marcas de mordedura é realizada através do registo da impressão das marcas de mordedura usando material de impressão de silicone seguido da obtenção de moldes e mais tarde pode ser usado para comparação. [50] (Figura 18)

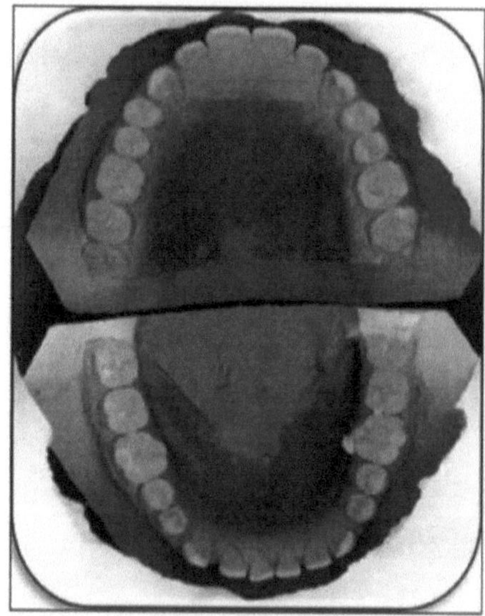

Fig. 18 Método xerorradiográfico para análise das mordeduras. [48]

As fracturas resultantes da força bruta podem ser analisadas utilizando a

Radiologia Maxilo-facial como um dos principais motivos da radiologia forense. A radiografia de projecção parma modificada na qual o colimador da unidade dentária é removido e a porta de saída da unidade de raios X dentária é colocada no lado oposto das fracturas é utilizada para avaliar as fracturas da calvária. [38,41]

As radiografias dentárias podem ser usadas para avaliar fracturas da coroa, fracturas radiculares e combinação de coroa e fracturas radiculares como resultado de trauma ou lesão em crianças. O abuso de crianças também é identificável através de radiografias. Entorses, luxações, fracturas, ou ossos partidos como um dos principais indicadores em casos de abuso de crianças e lesões craniofaciais, craniofaciais, faciais, faciais, e do pescoço são descobertas comuns em mais de metade dos casos de abuso de crianças que são geralmente não acidentais e podem ser avaliados e documentados utilizando radiografias dentárias. [51,52]

A roentgenografia simples do crânio é útil para a avaliação de traumatismos cranianos em crianças. [53] As radiografias de fractura craniana são importantes porque demonstram a localização, em relação às estruturas vasculares que também podem diagnosticar a probabilidade de hemorragia intracraniana. [53] Para além disso, a detecção de corpos estranhos ou depressão de fragmentos de fractura é possível utilizando radiografias, que podem passar despercebidas no exame geral. [47]

A radiografia panorâmica é também útil na detecção de traumas resultantes de violência doméstica, tanto em adultos como em crianças. [54] Estas podem detectar fracturas relativas à região dentoalveolar, avulsão dentária e tansposição. [54] Lesões dentárias traumáticas como concussão, subluxação, luxação extrusiva, luxação lateral e luxação intrusiva são normalmente observadas em casos de violência doméstica e podem ser visualizadas em radiografias dentárias. [55] (Figura19 a,b)

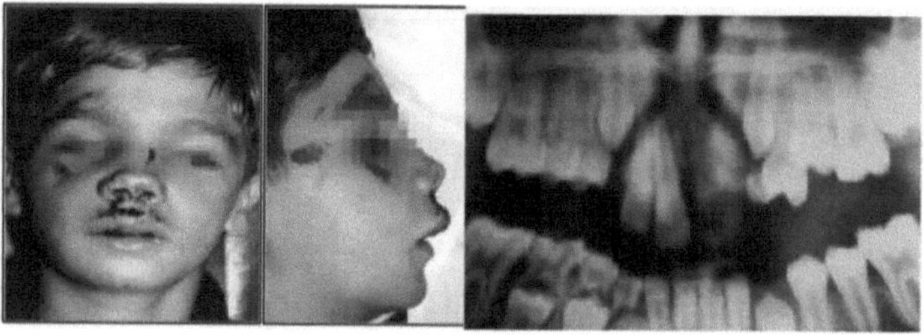

Fig 19 : Lesões extrabucais múltiplas no rosto de uma vítima de abuso infantil
de 11 anos
.(esquerda) Imagem panorâmica mostrando a fractura da maxila e avulsão
parcial dos
incisivos
direito
e esquerdo.(direita)[54].

A TCFC é também utilizada em aplicações forenses para determinar lesões traumáticas. A TCFC facilita a geração de radiografias 2D como imagens intraorais e panorâmicas e que é utilizada na medicina dentária forense na identificação de traumatismos. Também permite a detecção e localização de projécteis devido à ocorrência mínima de prováveis artefactos metálicos nas imagens de TCFC. [56] No entanto, existem certas limitações à TCFC em investigações forenses como o campo de visão/tamanho do pórtico. [57] Como a TCFC é principalmente concebida para a obtenção de imagens da região da cabeça e do pescoço, actualmente não é possível obter imagens de todo o corpo utilizando a TCFC. Além disso, o contraste de tecidos moles utilizando TCFC é limitado devido à dispersão e ao uso limitado de radiação, em comparação com a TC convencional. [56]

A visão da água permite avaliar a interrupção do arco zigomatico-alveolar e da região orbital. A visão submentovertex facilita a avaliação das fracturas do arco zigomático, enquanto as fracturas nasais e da coluna nasal anterior e o deslocamento posterior da face média podem ser avaliados numa radiografia lateral. As fracturas orbitais resultantes de um trauma directo na órbita podem causar uma fractura por explosão que pode ser vista em Waters view exibindo um sinal radiográfico peculiar "gota de pena" causada por hérnia de gordura através do chão orbital. As fracturas da mandíbula, fracturas do côndilo também podem ser avaliadas utilizando a radiografia panorâmica e uma projecção da mandíbula póstero-anterior (PA) e tornando todas estas projecções úteis como prova forense. [58]

A ressonância magnética também provou ser benéfica na avaliação do trauma das estruturas maxilo-faciais. É utilizada para lesões de tecidos moles, uma vez que tem limitações sobre a imagem óssea cortical. No entanto, a TC é considerada superior à RM na detecção de locais de fractura e pode ser usada como coadjuvante das imagens de TC. [59]

A tomografia computorizada em espiral (MSCT) tem uma vasta gama de aplicações na identificação forense. É altamente eficiente na detecção de fracturas, e fornece tecnologias de reconstrução de imagem tridimensional, o que supera as limitações da imagem axial. [55]

O progresso tecnológico no campo da Imagiologia Maxilofacial grava um caminho, para as suas implementações mais amplas no mundo da medicina legal. Uma investigação extensiva, normalização, directrizes e formação específica para odontologistas forenses é essencial para multiplicar e incorporar mais conhecimentos sobre as diferentes modalidades de imagem disponíveis. [47] Além disso, também requer contribuições internacionais de especialistas no campo da radiologia e da medicina legal para que possa sondar mais em termos de questões médico-legais, associadas à avaliação de questões civis ou criminais, no futuro.

Imagens maxilofaciais na reconstrução facial

A origem da reconstrução craniofacial (CFR) está enraizada no século [XIX] e foi anteriormente utilizada para esculpir e preservar os rostos das pessoas privilegiadas da época. [60] Desde então, preparou o seu caminho para a identificação de corpos mutilados não identificados no mundo da medicina legal. [60] CFR permite gerar os detalhes dos tecidos moles das estruturas faciais a partir dos restos esqueléticos de uma pessoa morta. É de utilidade silenciosa na identificação forense. [6] Acredita-se por muitos autores que FR pode fornecer resultados precisos e legalmente admissíveis, se o processo de escultura for levado a cabo de forma justa, no entanto, alguns investigadores contradizem a crença de que não pode apenas fornecer uma identificação definitiva. [60]

O CFR resulta da amálgama de padrões científicos e de capacidades artísticas. É influenciado tanto pelo conhecimento morfológico das características do crânio como pela fixação exacta dos valores médios das espessuras dos tecidos moles faciais pré-determinadas para os pontos de referência anatómicos. [61] Anos de investigação levaram ao reforço de muitos métodos neste campo, incluindo a aplicação de métodos radiográficos. [61] CFR podem ser realizadas por duas técnicas, ou seja, reconstruções faciais bidimensionais (2D) e tridimensionais (3D), que são ainda subdivididas em técnicas manuais e automatizadas. [60,62]

As técnicas manuais de reconstrução facial eram utilizadas na Europa antiga, onde artistas, anatomistas construíam viseiras medindo a espessura do tecido mole do rosto em vários pontos. No entanto, os métodos manuais apresentam muitas limitações como a imprecisão nos ajustamentos dos tecidos moles, demorados, sensíveis à técnica, e caros. [62] Mais tarde, com o desenvolvimento da tecnologia, foram introduzidas técnicas automatizadas de FR para implementar a sua utilização em medicina legal. A reconstrução assistida por computador facilita automaticamente a reconstrução de uma "face" no crânio virtual, utilizando a espessura média dos tecidos moles de marcos anatómicos específicos. Esta é uma tecnologia não invasiva com imagens superiores e maior precisão. [62] (Figura 20)

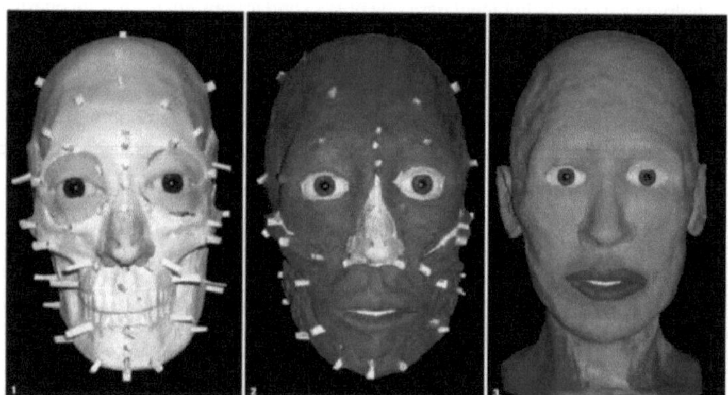

Figura 20 : Passos do método manual de reconstrução facial forense: 1) Crânio replicado com pontos de referência e órbita e estrutura do nariz já reconstruídos. 2) Reconstrução avançada das partes suaves da face. 3) Modelo cru do rosto. (Adaptado de : Kreutz et al. Dtsch Arztebl 2007;104(17):1160-5)

Na reconstrução facial 2D a Radiologia Maxilo-facial tem sido utilizada para produzir vistas frontais e de perfil ao estilo de retrato. [60] Alguns estudos declararam a utilização de radiografias laterais e frontais para obter traçados, o que ajudou ainda mais a produção de detalhes fisionómicos. Alguns autores declararam o rastreio de craniografias laterais, embora este método não fornecesse precisão para uma identificação positiva. No entanto, os dados radiográficos obtidos foram declarados como sendo uma fonte importante para a avaliação dos perfis faciais. [60]

O uso da radiografia chefalométrica em forense foi designado como Morfografia Reconstrutiva de Imagem Facial (FIRM) e foi dado por Perper et al. em 1988. A reconstrução das características faciais foi obtida utilizando medidas cefalométricas precisas. Estas medidas são obtidas seguidas de uma avaliação morfométrica e baseiam-se na relação dos quatro planos principais da face, supraorbital, palatal, oclusal e mandibular, para determinar o tipo de esqueleto facial. Mais tarde, várias sobreposições transparentes de componentes faciais (contorno facial, olhos, nariz, lábios, queixo, etc.) são então utilizadas para gerar um perfil frontal completo. [60] A utilização de medições cefalométricas com ultra-sons e medições em cefalogramas laterais para CFR também foi afirmada em muitos estudos. [61] A técnica de radiografia pseudo-tridimensional também tem sido aplicada em CFR, na qual as coordenadas 3D são derivadas de radiografias 2D da cabeça e da face. [61] No entanto, muitos autores concluíram o cefalograma tridimensional como um método mais classificado nesta perspectiva. [61] Actualmente, os cefalogramas laterais auxiliados por computador são utilizados para medir a espessura dos tecidos moles. [62]

O ultra-som tem sido utilizado para avaliação de vários tecidos moles para investigar tanto a qualidade como a quantidade. Lebedinskaya et al. utilizaram o ultra-som pela primeira vez na medição da profundidade dos tecidos moles da face na reconstrução facial. Alguns estudos declararam a sua utilização para medir as profundidades em sítios antropométricos. [61] É considerado como o método mais seguro para a obtenção de profundidades de tecidos moles. [62] Devido à radiação não ionizante empregada nesta técnica, o risco de radiação é escasso e também devido à sua vantagem económica, torna-a facilmente acessível. No entanto, é sensível à técnica e exige radiologistas bem treinados para obterem dados de tecidos moles. Além disso, as imagens obtidas são de má resolução e não podem ser sujeitas a manipulação. [62]

As tecnologias de reconstrução tridimensionais computorizadas empregam múltiplas tecnologias de imagem para identificação forense. (Figura 21)

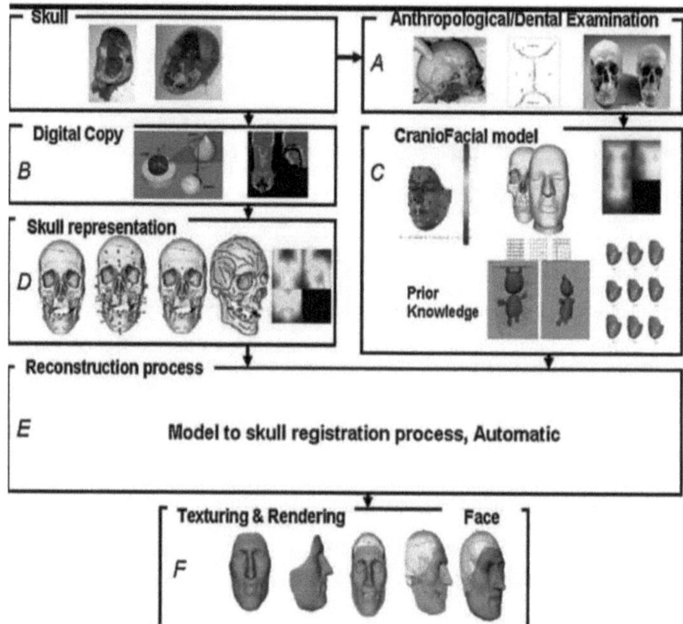

Figura 21: Reconstrução facial automatizada por etapas e informatizada.

(Adaptado de: Claes P et al. Forensic Science International 2010;201:138-145).

A utilização da TAC para digitalizar o crânio após uma avaliação antropológica para gerar uma réplica virtual do crânio, seguida da adição de marcos anatómicos para adicionar tecido mole ao rosto e características faciais é um método aceite para realizar a RFC. [62] 3D-CT fornece medições mais precisas e melhores imagens em comparação com a TC convencional. Permite a segmentação da imagem para avaliação de pontos internos, manipulação rápida, acomoda uma excelente escala de cor e transparência com produção de imagem de alta qualidade. Além disso, o volume e a área podem ser avaliados e tanto as medições lineares como angulares podem ser obtidas com a sua utilização. [63] 3D-CT é uma modalidade de imagem avançada que dispõe de muitas ferramentas avançadas para a reconstrução, armazenamento de dados e, por conseguinte, utilizando um percurso mais fácil de análise 3D e geração de imagens de maior qualidade. [63] No entanto, a técnica é dispendiosa e comporta um elevado risco de exposição à radiação. Também causa imprecisão devido a artefactos, se houver restaurações metálicas ou braquetes ortodônticos presentes. [62] Actualmente, os scanners MDCT permitem a aquisição de volumes de conjuntos de dados ao longo do mesmo eixo, que podem ser medidos tanto em 2D como em 3D. [8] Este método não permite a utilização de contraste para diferenciar melhor entre tecidos moles e estruturas vasculares. [8] (Figura 22)

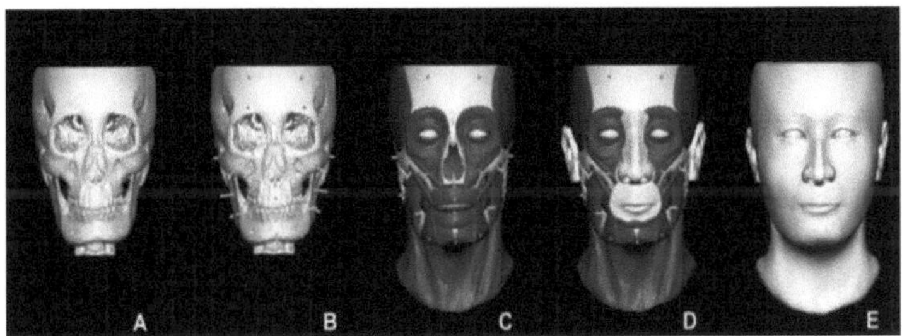

Figura 22 : Procedimento de reconstrução facial tridimensional computorizada seguindo o método de combinação. (Adaptado de: Lee WJ et al. J Forensic Sci. March 2012;57(2): 318-327).

A ressonância magnética proporciona maior precisão na determinação da profundidade dos tecidos moles em comparação com a TC. Detalhes intrincados também podem ser avaliados como atrofia ou tecido hipertrofiado e podem elucidar detalhes mais finos de características estruturais também. [6] Devido à utilização de radiação não ionizante, o risco de exposição à radiação é anulado. No entanto, alguns autores afirmaram que a RM não fornece precisão dos detalhes ósseos subjacentes que podem ser perdidos com a ressonância magnética. [61] Devido ao elevado custo do procedimento, este método é menos comummente utilizado e, portanto, não acomoda uma base de dados dos indivíduos normais com características faciais diversas. [62]

A TCFC é uma modalidade de imagem avançada que fornece imagens finas e detalhadas do crânio em 3 dimensões. O software utilizado no sistema permite a recriação da face ante - mortem da pessoa. [62] (Figura 23)

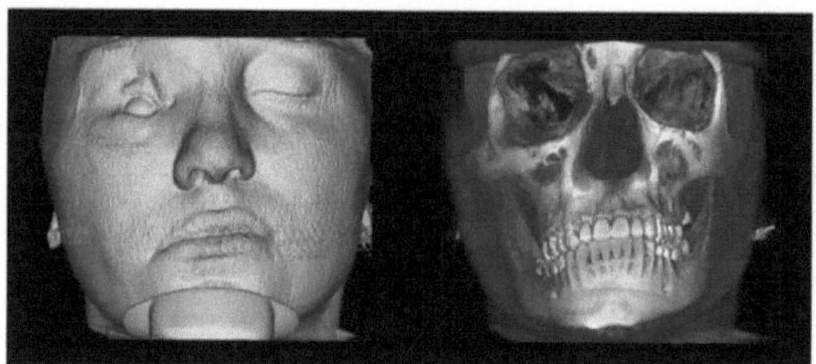

Figura 23: Imagem tridimensional reconstruída CBCT do crânio juntamente com a construção do tecido mole facial. (Adaptado de: C. Sforza et al. Journal of Anthropological Sciences 2013;91:159-184)

Produz também imagens digitais de alta resolução do crânio enquanto utiliza níveis mais baixos de radiação. [6] Alguns autores afirmaram também que a TCFC fornece resultados de maior qualidade em comparação com a TC em espiral. [17] A modalidade de imagem permite a obtenção de imagens do crânio com pontos de referência utilizados na análise cefalométrica, simultaneamente com a avaliação volumétrica da superfície da face. [62] O papel da TCFC na análise forense é significativo, pois reduz os artefactos relacionados com a restauração e utiliza restaurações, próteses, canais radiculares para identificação e comparação com dados ante-mortem, se disponíveis. O método reduz a distorção geométrica da imagem e proporciona também a reconstrução multiplanar de imagens. A TCFC tem uma vasta gama de ferramentas como projecção de intensidade máxima, renderização superficial, densidade de tecidos moles e diferentes esquemas de cores que ajudam no processo. No entanto, a visualização dos tecidos moles não é tão precisa como a da ressonância magnética e ultra-sonografia (USG). [62]

Os scanners laser são uma modalidade de imagem de superfície sem contacto e permitem a captura de imagens 3D do sujeito. A imagem do rosto é gerada após uma rotação de 360 graus. [62] Uma "wiremesh" é enquadrada sobre a imagem e são obtidas medições de profundidade de tecidos. Características faciais tais como nariz, olhos e boca são adicionadas para gerar uma face em armação de arame seguido pela aplicação de cor e textura para produzir a face reconstruída final. Contudo, a reconstrução da complexa superfície do crânio com base em projecções a laser não é possível e devido à resolução de digitalização limitada, não podem ser apreciados pequenos detalhes do crânio utilizando estes scanners. [62] (Figura 24)

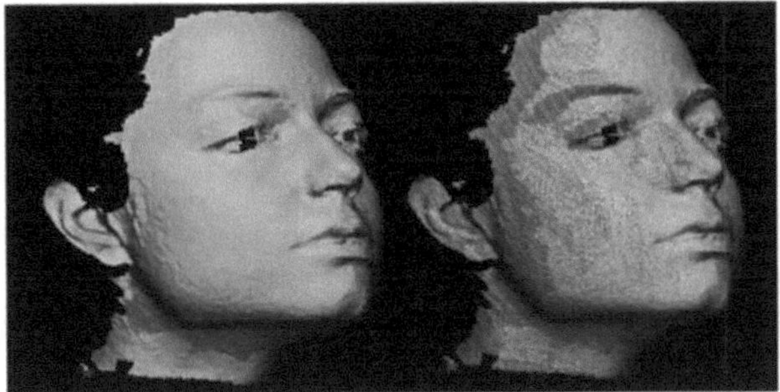

Figura 24: Reprodução tridimensional dos tecidos moles faciais obtidos por varrimento a laser (malha poligonal tridimensional, e renderização homogénea da superfície) Fonte
: C. Sforza et al. Journal of Anthropological Sciences. 2013;91:159-184.)

A estereofotogrametria digital é outra tecnologia avançada de imagem que é utilizada para FFR e permite a produção de fotografias de qualidade superior da superfície exterior, com imagens coloridas do rosto. A imagem gerada tem uma aparência real, uma vez que a modalidade permite uma geometria precisa da moldura facial, juntamente com uma cor e textura refinadas. A técnica é também considerada segura e não invasiva, com um tempo de digitalização rápido de 2 segundos. No entanto, apenas permite a avaliação da superfície externa do corpo para medições 3D das estruturas superficiais de tecido mole. [62] (Figura 25)

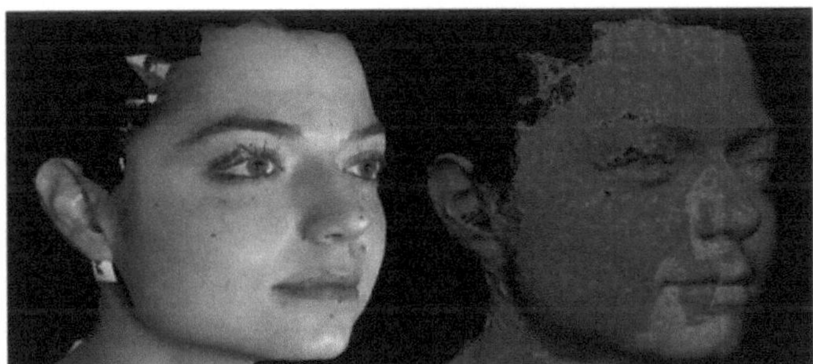

Figura 25: Reprodução tridimensional dos tecidos moles faciais de uma mulher obtida por uma estereofotogramação. (Adaptado de: C. Sforza et al. Journal of Anthropological Sciences. 2013;91:159-184.)

Modalidades avançadas como as imagens de Fusão são também descritas para este fim, nas quais as varreduras CT e as imagens faciais 3D são utilizadas em combinação através de um método óptico. Permite a avaliação completa do assunto. A imagem detalhada das superfícies esqueléticas e o volume são fornecidos por tomografias computorizadas, enquanto as imagens faciais em 3D aproveitam a cor e a textura da superfície com maior resolução das superfícies dos tecidos moles. [62]

Com os avanços da tecnologia e da ciência, o CFR 3-D gerado por computador utilizando a Radiologia Maxilo-facial ganhou popularidade. Contudo, mais investigação deve ser levada a cabo para improvisar esta tecnologia.

Imagem Maxilofacial em Autópsia Virtual

Virtopsy é uma combinação de duas palavras Virtual e Autopsia em que virtual é derivado da palavra latina "Virtus" , que significa útil, eficiente, e bom , enquanto "Autopsy" é um derivado grego de "autos" self e "opsomei" (verei), implicando "ver com os próprios olhos"."[64] Esta técnica foi desenvolvida por Richard Dirnhofer, e é um procedimento não invasivo de autópsia elaborado com ferramentas avançadas de documentação e análise e combinado com métodos de imagem tridimensional da superfície corporal, utilizando dados de CT/MRI e análise da forma 3D. [15]

O procedimento convencional de autópsia requer a invasão do corpo, o que pode causar desfiguração e mal é aceite pela família da vítima por motivos emocionais. [11,15] Para apagar tais desentendimentos e considerando a inevitável exigência em muitos casos, na ciência forense a autópsia virtual foi desenvolvida como uma ajuda alternativa de diagnóstico para desvendar os mistérios da morte. A imagem radiológica é um dos métodos para realizar o processo e é utilizada para fins médico-legais na prática forense desde 1896. [11][65]

Em 1977, Wullenweber et al. introduziram a TC na medicina legal para a identificação de padrões radiográficos de ferimentos de bala na cabeça. A geração da "Múmia Virtual" no Museu Britânico no ano de 2004 levou à cunhagem da autópsia virtual. [11A] virtopia do período anterior foi realizada através da utilização da TC e da RM. Hoje em dia, com os progressos feitos no campo da ciência e tecnologia, foram exploradas múltiplas modalidades para executar o processo. [15] O CT e o Multislice CT permitem a avaliação da estrutura do tecido duro em múltiplas secções e ajudam na identificação da alteração das estruturas ósseas. [64]

Pode fornecer informação em corpos afogados sobre o volume, densidade, tamanho dos pulmões e acumulação de fluidos para concluir a causa de morte. [65] Estão também disponíveis conjuntos de dados de TC post-mortem que utilizam projecções de intensidade máxima e permitem a avaliação de corpos apodrecidos ou massivamente danificados. Estas técnicas são vantajosas devido à sua fiabilidade, tempo efectivo e relação custo-eficácia, em comparação com modalidades como a tecnologia do ADN. [15] (Figura 26)

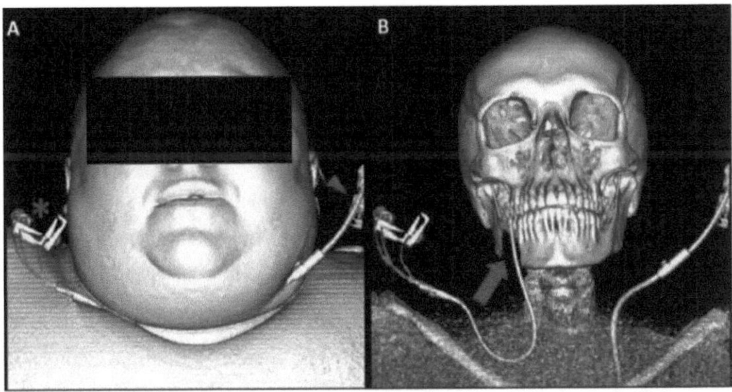

Figura 26 : Imagem de autópsia virtual usando TC para imagens de PM numa UCI (Adaptado de: Wichmann et al (2012). Autópsia virtual como alternativa à autópsia médica tradicional na Unidade de Cuidados Intensivos: Um Estudo de Coorte Prospectivo. Anais de medicina interna. 2012 (1) 56. 123-30. 10.1059/0003-4819-156-2-201201170-00008.

A RM é uma potencial ajuda à TC para autópsia virtual e permite a visualização de órgãos de tecidos moles. A RM por contraste emprega radiação não ionizante para a imagiologia e é também útil para o exame de vítimas vivas de abuso, tais como o estrangulamento manual. [11] Contudo, a MRI AM e PM tem pequenas diferenças. O modo PM admite uma melhor avaliação dos detalhes anatómicos devido à eliminação dos artefactos de movimento. O modo AM avalia o sistema cardiovascular ao mesmo tempo que avalia a morfologia. [15] Após a morte, o fim da actividade cardíaca, fluidos e elementos corpúsculos, tais como as células sanguíneas filtram para o leito vascular e também causam alterações de temperatura. [15] Isto pode resultar em alteração do contraste da imagem com a diminuição da temperatura corporal de um sujeito PM. [15]

A Espectroscopia MR é uma modalidade recente utilizada em virtopsia. [66] A concentração relativa de metabolitos nos tecidos pode ser determinada e assim estimar a hora da morte. [66]

A microscopia MR é outra ferramenta que permite "micro-imagem" para visualizar lesões de tecidos moles mais finos como hemorragia da retina, lesões eléctricas na pele, etc., e "micro-tomografia" que permite analisar a arma envolvida e os padrões de lesão resultantes. [66]

A digitalização de superfície óptica baseada em fotogrametria 3D é também utilizada para a virtopia e é a amálgama de digitalização de superfície fotogramétrica a cores e documentação interna radiológica em escala de cinzentos. [15] Um padrão de franja é formado pela unidade de digitalização, sobre uma superfície seguida de gravação por duas câmaras, o que gera uma imagem 3D auxiliada por um software especial. [11] Reconstruções coloridas da superfície 3D são então obtidas tirando fotografias da superfície a partir de diferentes ângulos que são analisadas. [64] Esta modalidade tem múltiplas vantagens, principalmente a precisão da documentação que pode gravar estruturas ainda com menos de 1 mm de tamanho. [11] Além disso, a técnica é independente do observador, não subjetiva, não invasiva, e devido ao armazenamento digital de dados, pode ser reclamada, reavaliada e transferida a qualquer momento através da web. [15]

Na era da inteligência artificial, foram também introduzidos métodos robóticos para a virtopia chamados "Virtobot". Este método acomoda todas as modalidades de imagem acima referidas numa única máquina para a virtopia. [64] Utiliza um robô industrial de 6 eixos, ou seja, fixado no eixo externo juntamente com o sofá CT. Pode aceder a todo o volume digitalizável. [15] Permite a aquisição de dados de volume de superfície e de corpo dentro de um único plano 3D. Permite módulos para digitalização automática de superfície e biópsias minimamente invasivas. [15] (Figura 27)

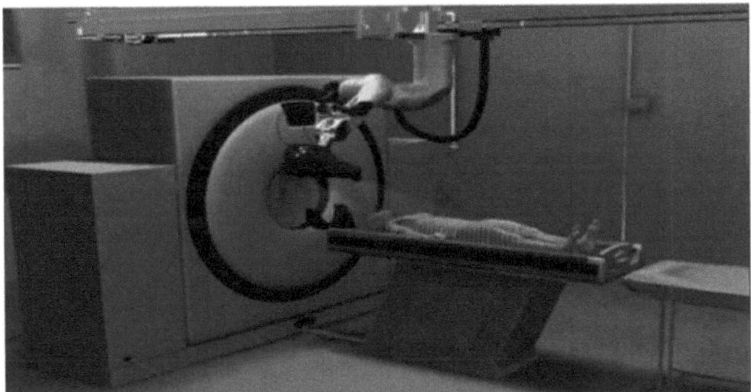

Figura 27: Uma imagem representativa do sistema VIRTOBOT mostrando um analisador de sofá de tomografia computorizada com scanners. (Adaptado de: Int J Med Robot 2010; 6 (1): 18-27)

As máquinas Gigantic Virtobot "sobre as rodas" concebidas exclusivamente para utilização em acidentes mortais em massa estão também disponíveis actualmente conhecidas como "Virtomobile". [64]

O procedimento de autópsia virtual com robô é iniciado preparando primeiro o sujeito para a imagiologia, seguido de Virtobot, marcas na superfície externa do corpo. [66] Post marcação, o virtobot leva um modelo de cor 3D ao corpo e são utilizadas câmaras estereoscópicas para capturar a imagem a cores e depois um molde de projector é utilizado para criar uma malha no corpo. A imagem é gerada no ecrã do computador e é manipulada em conformidade para posterior identificação por parte dos investigadores. O robô desliza então sobre o corpo para a digitalização da superfície. [66] Depois de digitalizada a superfície, o corpo é enviado para avaliação por TAC e ressonância magnética em sacos azuis. O corpo é digitalizado nestes sacos fechados e as fatias de raios X são reconstruídas pelo computador para formar uma imagem detalhada. [66] Todas as estruturas são codificadas por cores e podem ser bem discriminadas umas das outras. A manipulação de padrões e imagens é também possível utilizando vários ângulos. As biópsias com agulha também podem ser realizadas, se necessário, utilizando virtobot. [18,66]

A precisão da virtopia tem sido defendida por muitos investigadores com 80% de precisão na avaliação da causa de morte utilizando esta técnica. [65] No entanto, diferentes áreas exigem técnicas de imagem específicas e a precisão do método depende tanto do equipamento como das definições utilizadas. Em muitos estudos, as linhas de fractura são mais apreciáveis utilizando a autópsia virtual, em comparação com a técnica tradicional. [65] A autópsia virtual permite uma melhor visualização das patologias do crânio e também fornece detalhes graves sobre traumas primários e secundários, profundidade da lesão, micro lesões ósseas com melhor qualidade. [64] No entanto, sugere-se que tanto as técnicas virtuais como as tradicionais requerem uma aplicação paralela, para que detalhes como cor, cheiro e textura sejam suficientes, que podem ser negligenciados durante o exame virtual restrito. [65]

A virtopia é uma modalidade rápida e avançada em medicina legal nos dias de hoje. Devido à sua visualização sem sangue da área necessária, evita a contaminação das amostras e reduz as hipóteses de infecção cruzada. [11] Esta superferramenta tem sido elogiada pela sua precisão de parâmetros e produção de registos 3D detalhados, mantendo ao mesmo tempo a integridade estrutural do sujeito. Tem um amplo espectro de aplicação em forenses, tais como em identificações corporais carbonizadas e putrefacções, casos de desastres em massa, estimativa de idade, exames antropológicos, análises de lesões cutâneas, causa e hora da morte e CFR 3D. [65] No entanto, a Virtopia não pode fornecer detalhes como o estado da infecção, textura do tecido e alterações de cor, o que a torna ligeiramente menos potente do que o procedimento convencional e é sensível à técnica, exigindo assim radiologistas altamente qualificados. [11] A autópsia virtual tem crescido como valiosa ferramenta de diagnóstico para investigações forenses. Tendência como uma das melhores modalidades da ciência, a aplicação da autópsia virtual ainda está a evoluir e a fazer da autópsia uma arma mais frequentemente utilizada neste campo. [18]

Avanços recentes da imagiologia maxilofacial nas ciências forenses

A Odontologia Forense é uma especialidade multifacetada que inclui a recolha, preservação e interpretação de provas pelos peritos forenses, e apresenta um relatório de resultados realizáveis para análise ao judiciário. [67] Avanços tecnológicos na odontologia forense têm sido feitos com propagação na investigação e a sua aplicação à escala global. [67] Os progressos nos métodos fotográficos, radiográficos e informáticos alimentaram o mundo forense com vários recursos que ajudaram a um maior progresso no campo. A investigação forense evoluiu como um exercício muito mais rápido e mais preciso e juridicamente convincente nos dias de hoje, com a bênção de certas modalidades avançadas. [67]

A prototipagem rápida (RA), hoje em dia é considerada como um fabrico de aditivos e é actualmente popular como Impressão 3D. [21] Depois de desempenhar um papel magnífico nos muitos campos como a investigação aeroespacial para a defesa e a arte, finalmente, tornou-se também em forense. Em 1984, um Engenheiro americano, Charles Hull, desenvolveu a primeira impressora 3-D a funcionar no mundo. Mais tarde, em 1986, foi desenvolvida a primeira máquina de impressão comercial em 3-D, também chamada Stereo Lithography Apparatus. [21]

A impressão tridimensional (3D) é um método informatizado que facilita a produção de um objecto 3D a partir da primeira geração de camadas consecutivas de um material e depois o objecto é gerado para um modelo 3D utilizando os dados digitais. [12] Esta tecnologia envolve a criação de um modelo de vida como modelo físico a partir da sua versão computadorizada parental. Tal como as fatias do CT são impressas em camadas dimensionais 2D a partir dos dados do CT, estas são posteriormente empilhadas para formar uma estrutura 3D. A isto chama-se impressão por "camada aditiva". [12] A modelação 3D é o processo em que uma representação matemática das superfícies 3D de um objecto é criada utilizando um software especializado como o desenho assistido por computador (CAD), com base no qual um modelo digital é produzido. [12]

As impressoras 3D aceitam dados como secções individuais ou peças com superfícies que as rodeiam. Estas superfícies são utilizadas num formato de ficheiro padrão conhecido como linguagem de tesselação padrão (STL). [12] O formato STL incorpora colectivamente estas superfícies como triângulos chamados facetas que se encaixam como um padrão em mosaico. [12] Os dados de CT, CBCT ou scan de superfície óptica de laboratório também podem ser utilizados para impressão 3D. [12]

Recentemente, o formato de fabrico aditivo (AMF) foi também integrado a nível mundial para superar as deficiências do formato STL. Características adicionais como cor, textura, e propriedades do material podem ser incorporadas utilizando o formato AMF. [12] Os dados digitalizados obtidos em formato DICOM são convertidos em ficheiro de dados STL ou AMF e depois transferidos para dispositivos AM para manipulação para gerar um modelo 3D. Assim, a impressão 3D funciona sob três princípios: aquisição de imagem, pós-processamento de imagem e impressão. [12]

A impressão 3D tem aplicação especial em forense, uma vez que é utilizada para a análise de marcas de mordidas 3D. [68] A precisão da análise da mordida depende do registo de múltiplos factores como características específicas da dentição dos suspeitos e a precisão mantida durante a transferência da forma da mordida a partir da superfície da pele. [68] Distorção nas marcas de mordedura devida ao tempo, posição do corpo ou distorção fotográfica. Para superar tais discrepâncias, uma imagem tridimensional captada de uma lesão pode ajudar o processo. [68] Com a digitalização digital da marca da mordida, pode ser documentada sem possível risco de distorção devido a pressão externa. [21] É normalmente útil em casos de marcas de mordedura em áreas como seios e nádegas, onde o registo de impressões é difícil. Seguido do processo de digitalização, é obtido um modelo 3D da marca de mordedura utilizando um material apropriado. O modelo destina-se então a ser comparado com os moldes de dentição dos suspeitos, criando sobreposições e pode ser utilizado como prova legal. [21] As digitalizações obtidas durante o processo também podem ser usadas em comparação digital com os dentes dos suspeitos. Assim, a análise da dentição em 3D minimizou a probabilidade de erro, acrescentando assim maior precisão nos resultados obtidos. [21] (Figura 28 a, b, c,)

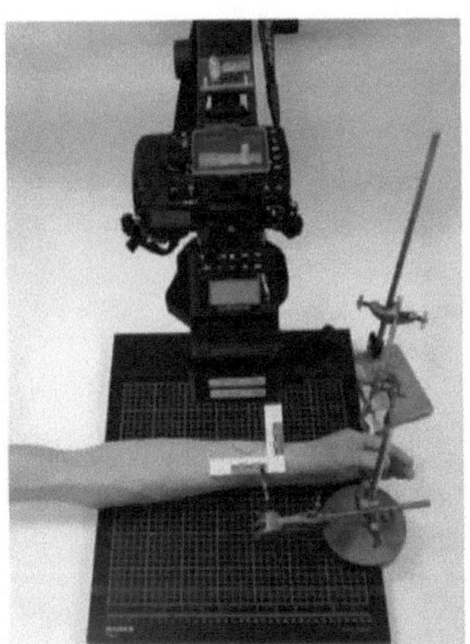

Figura 28 a: Preparado para fotografia de uma marca de mordedura. [68]

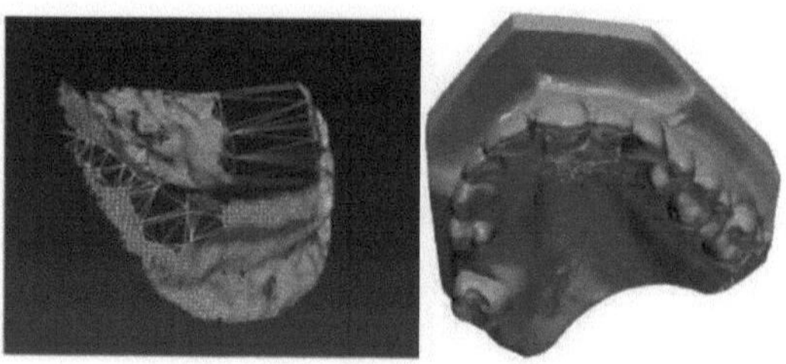

Figura 28 b: Malha de arame de fundição (esquerda) e fundição impressa em 3D (direita). [68]

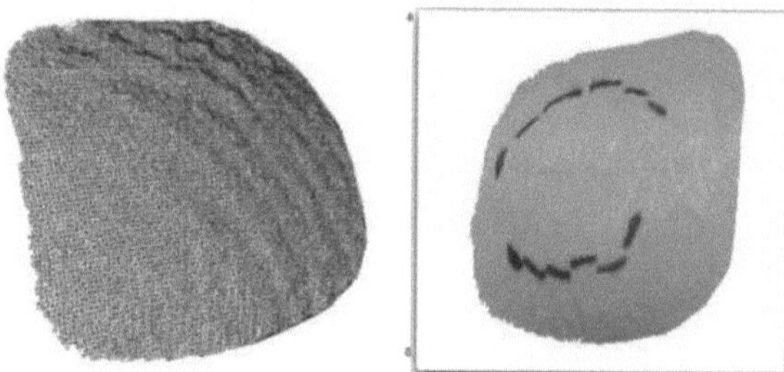

Fig 28c : Malha de arame ou marca de mordedura capturada (esquerda) e marca de mordedura impressa 3 D (direita). [68]

A impressão 3D do crânio é utilizada para análise de trauma em forense e tem permitido a reconstrução virtual de estruturas anatómicas, especialmente em casos de crânios mutilados onde não é possível obter provas sem procedimentos invasivos. Fornece informação valiosa, mesmo quando a força é exercida para infligir o trauma e a posição in situ a partir de fragmentos ósseos em fracturas complexas. Isto é útil especialmente quando razões éticas, religiosas ou culturais prevalecem sobre a necessidade de requisitos legais que exigem a maceração do crânio para obter provas em medicina legal. [69] (Figura 29)

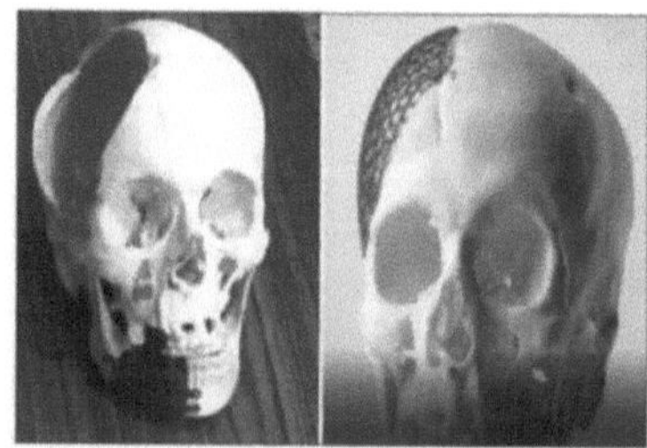

Figura 29 : Crânio impresso em 3D. Cranioplastia e corpo de implantes

mandibulares em titânio encaixados num modelo impresso tridimensional. [12]
Padrão de impressão labial (quiloscopia), padrão de ruga palatal (palatoscopia), padrão de impressão da língua, impressão digital, e análise da pegada também pode ser realizada utilizando a impressão 3D. [21] Nos casos em que a obtenção de uma impressão convencional é difícil, o modelo 3D pode ser utilizado para obter resultados precisos. [21]

Os modelos 3D impressos da dentição podem ser utilizados para estimativa da idade dentária, determinação do sexo, avaliação do ângulo goníaco, avaliação da população, uma vez que registam detalhes finos tais como distâncias inter-caninas, sobrejacto, sobremordida, morfologias dentárias, variações anatómicas tão aproximadas como nos indivíduos reais. Muitos estudos têm afirmado que os modelos impressos em 3D são altamente precisos e não têm qualquer diferença com as versões digitalizadas. [12]

A integração de tecnologias avançadas como a impressão 3D no campo da medicina legal minimizou os erros e tem sido bem sucedida na propagação de melhores resultados, tanto com qualidade como com precisão. [70,71] É um procedimento não invasivo e a tecnologia produz eficientemente estruturas anatómicas precisas no modelo 3D resultante. [12]

Âmbito e perspectivas futuras da Imagiologia Maxilofacial na ciência forense

As tecnologias digitais também se aventuraram no mundo forense e lançaram as bases para impulsionar novas modalidades neste campo como a perícia informática. [72] Rastreando as raízes até 1984, tem sido utilizada ao longo dos anos para a informatização de provas para servir para fins legais. Hoje em dia, com a integração de vários programas informáticos desde poucas décadas, tornou-se uma parte essencial da odontologia forense. [72] Com o aumento das tecnologias computadorizadas, conseguiu ultrapassar as limitações dos métodos convencionais e são definitivos para proclamar um enorme alcance num futuro próximo no mundo forense. [72]

A inteligência artificial refere-se a máquinas que podem imitar o comportamento e o conhecimento humano. O uso de IA na medicina dentária é agora um assunto em crescimento. [73] Tem sido empregue para melhorar a interpretação radiológica das estruturas dentárias. Pode analisar imagens digitais usando algoritmos e detectar marcos anatómicos, patologias, anomalias de desenvolvimento e estruturas únicas pertencentes aos confins maxilo-faciais. [73] Tem sido utilizado tanto em aplicações 3D como 2D da Radiologia Maxilo-facial. Permite o reconhecimento nervoso, geração de curva panorâmica em varreduras CBCT, conversão destes dados segmentados para o formato STL, geração de radiografias cefalométricas e exportação de dados em apenas um clique. A identificação da idade com a introdução da IA pode ser aplicada por estimativa automática da idade, que é possível através da encenação de terceiros molares. [73] A estimativa da idade utilizando a aprendizagem mecânica a partir de radiografias panorâmicas foi afirmada por poucos estudos, com uma boa taxa de sucesso. Foi também relatada a utilização de métodos de aprendizagem automática para reconstruções faciais a partir de cefalogramas laterais. [73]

A implementação da aprendizagem mecânica, os métodos elevarão a precisão e a qualidade dos resultados, minimizando os erros que são prováveis com os métodos convencionais e podem florescer como uma ferramenta potencial para os dentistas forenses no futuro. [73,74]

Em vários estudos, a utilização da impressão em 3D utilizando imagens maxilofaciais produziu resultados valiosos. Os dentes podem ser replicados a partir de dados CT/CBCT de restos humanos extremamente mutilados de um local de desastre em massa, para identificação do falecido. [75,76] Isto chama-se Reconstrução Dentária Forense (FTR) e é utilizado para o processo de identificação de PM. (Figura 30 a, b, c)

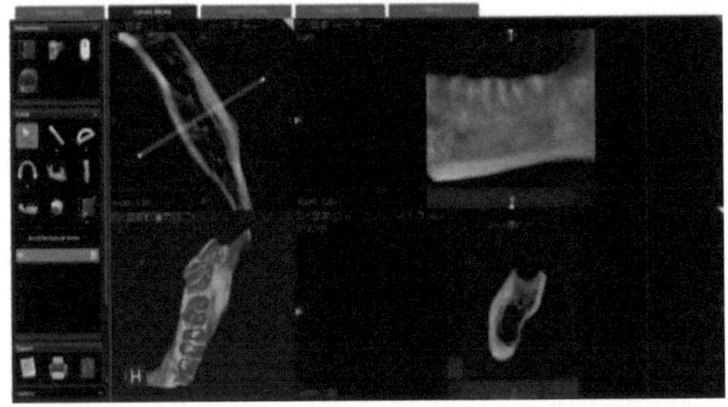

Figura 30a : Aquisição de volume utilizando TCFC de uma mandíbula. [75]

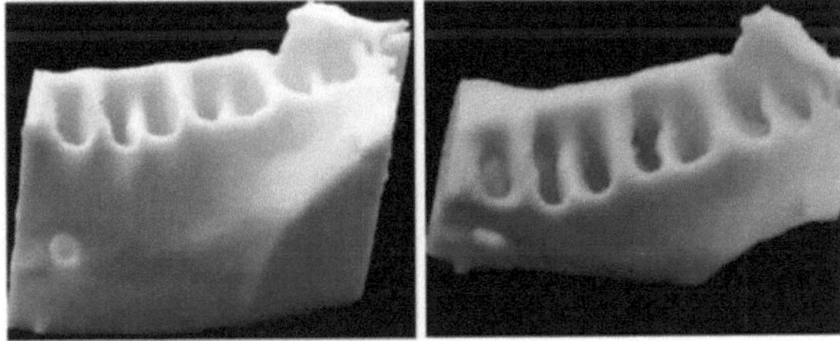

Figura 30b: Secções de mandíbula impressas em 3D. [75]

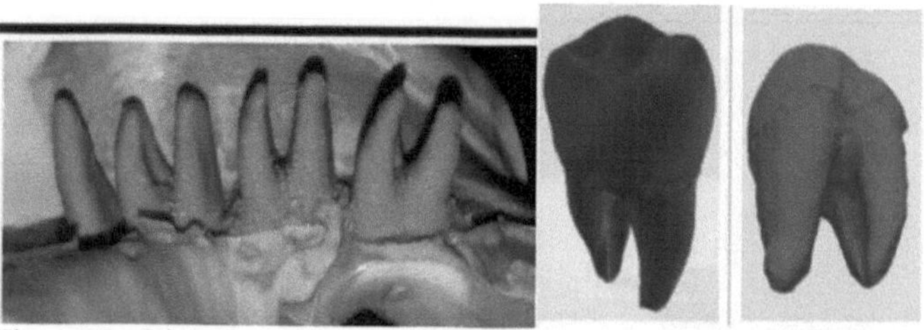

Figura 30c: Digitalização da superfície e reconstrução digital dos dentes. [75]

Os modelos impressos FTR 3D também podem ser utilizados para produzir reconstruções forenses mais precisas para fins médico-legais no futuro. [75,76] (Figura 31)

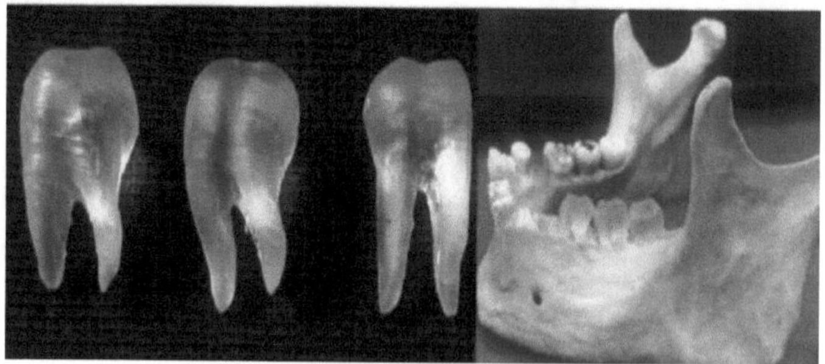

Figura 31: Dente impresso em 3D. [75]

No CFR 3D a impressão tem desempenhado um papel revolucionário na reconstrução do crânio. No entanto, é necessária mais investigação no futuro relacionada com a geração de crânios impressos em 3D a partir de dados de CT, que também podem ser utilizados para métodos de reconstrução facial e podem ser admissíveis nos tribunais de justiça. [76] A impressão em 3D do seio maxilar utilizando dados de TCFC também pode ser utilizada para a estimativa da idade e do sexo em forense. [77] Um estudo declarou que os detalhes anatómicos exactos do seio maxilar podem ser avaliados num modelo impresso em 3D gerado utilizando um scan de TCFC, o que não é possível em apresentações 2D do seio. No futuro, os modelos impressos em 3D do seio podem ser potentes ferramentas para peritos forenses na estimativa da idade/sexo, para ajudar ainda mais na identificação do desconhecido. [77]

Resumo

Várias aplicações da Radiologia Maxilo-facial em diferentes subespecialidades das Ciências Forenses estão resumidas da seguinte forma:

A **IOPA** tem sido útil na determinação da anatomia dentária para a identificação pessoal e para ambos os processos de identificação de idade/sexo. A IOPA permite a avaliação das tomadas, número e alinhamento dos dentes. [8] Na comparação AM-PM de características salientes como a morfologia individual específica da dentição, seios pneumáticos e morfologia óssea incluindo trabéculas; presença de restaurações dentárias ou tratamento cirúrgico , IOPA são utilizadas. [35] IOPA são também utilizadas na avaliação das fases de formação dos dentes para estimar a idade cronológica em pessoas jovens. As IOPA em lesões traumáticas são utilizadas para avaliar fracturas da coroa, fracturas radiculares, concussão, subluxação, luxação extrusiva, luxação lateral e luxação intrusiva em casos de violência doméstica ou abuso infantil. [54,55]

As **radiografias de mordedura** e as **radiografias oclusais** são utilizadas eficazmente para a identificação de pessoas na comparação post mortem, em desastres de massa para obter uma visão completa de todo o arco num único filme. [41] São também utilizadas para analisar medições lineares e angulares de arcadas dentárias para determinação do género. [44] A **radiografia oclusal mandibular** digital de **secção transversal** é outra técnica utilizada para este fim. [46] A **radiovisiografia** é utilizada para resolução espacial das imagens e análise precisa das estruturas em imagens ante e post-mortem e também permite a fácil manutenção de registos na identificação pessoal. [8]

A **Radiografia Panorâmica** é utilizada para a identificação de pessoas e em caso de desastres em massa. As fases de formação dos dentes são analisadas para estimar a idade cronológica em pessoas jovens". O ângulo Gonial, a altura do ramo e a largura do bigonial são também avaliados para estimar a idade. [6] São também utilizadas para avaliar as fracturas relativas à região dentoalveolar, avulsão dentária e tansposição. resultantes da violência doméstica tanto em adultos como em crianças. [54,55]

Técnicas de projecção extraoral como a **radiografia cefalométrica lateral** têm sido utilizadas na análise do sexo e da idade. A estimativa da idade a partir do tamanho do crânio e do tamanho facial pode ser determinada utilizando a cefalometria lateral. [23] **As radiografias oblíquas laterais** são também usadas para avaliar as fases de formação dos dentes. Na determinação do sexo são utilizadas para avaliar e comparar a anatomia da superfície dos crânios masculino e feminino. Na análise de trauma **radiográfico lateral** são utilizadas para avaliar a fractura ou deslocamento posterior da face média. [58] [As] medições cefalométricas com FIRM, foram utilizadas anteriormente para a CFR. [60]

A visão Occipitomental / Water, proporciona uma excelente demonstração da anatomia do seio frontal para comparação em imagens radiográficas post mortem e ante mortem , em identificação pessoal. [38] Também permite a avaliação de fracturas no arco zigomático-alveolar e da região orbital na análise do trauma. [58] [As] **vistas PA** são utilizadas para visualizar o seio maxilar para a estimativa da idade. **A visão submentovertex** facilita a avaliação de fracturas ou lesões pertencentes ao complexo zigomático-nasal. [58] A **Xeroradiografia** e o contraste melhorado tem sido utilizado na análise das marcas de mordidas. [48,49]

A **fluoroscopia** é também utilizada em DVI para fazer o scan dos corpos das vítimas de catástrofes na primeira recepção e, em seguida, outros exames fluoroscópicos ou radiológicos simples. [42]

O **CT/ CBCT** é utilizado para a imagem do maxilar para comparação em caso de identificação pessoal. A TC é considerada como uma das melhores modalidades de comparação das radiografias antemortem e post-mortem na identificação pessoal. Em DVI, os **tomógrafos móveis** são utilizados eficientemente dentro e fora das mortuárias permanentes e temporárias para gerar imagens tanto de tecido mole como de ossos nas vistas AP, lateral, axial e tridimensional. No CFR, a utilização de CT/ MDCT 3D simplifica a análise 3D e a geração de imagens de maior qualidade. [63] **TCFC** são também utilizadas na identificação de vítimas de catástrofes para reconstruir imagens intra e extra-orais a partir de um scan e com a produção de artefactos e erros tanto no processo de identificação pessoal como de vítimas de catástrofes. [40] Na estimativa da idade, a TCFC é útil para a avaliação do Pulp Tooth Ratio , avaliação da sincondrose esfeno-occipital .4 A TCFC é utilizada para a análise de parâmetros como a distância inter-mastóide (IMD) e a erupção da mastoide (MF) e o ângulo de convergência medial da mastoide

(MMCA) para a determinação do género. [4] Parâmetros como a medição linear do ramo, o ângulo goníaco, também são avaliados para o processo de identificação do género.4 A análise CBCT do seio maxilar, as dimensões do índice do seio frontal (FS) do forame magnum (FM), também pode ser utilizada na medicina dentária forense para a determinação do género. [4] Na análise de trauma, na imagem post-mortem e na imagem de projécteis metálicos de alta densidade em casos de ferimentos de bala em odontologia e investigações forenses. [17] Actualmente, os dados da TCFC são utilizados para FFR e modalidades avançadas como a virtopia e impressão 3D do crânio, análise de mordidas, impressões labiais e reconstrução digital de dentes em medicina dentária forense. [8,12,21]

A aplicação da **ressonância magnética** em forenses para identificação pessoal é considerada o "Padrão Ouro" para comparar as radiografias antemortem e post-mortem. [9] Tem sido utilizada em DVI , tanto em mortuárias permanentes como temporárias em casos de mortalidade em massa, dependendo da disponibilidade de tecnologias fixas e móveis 42. A RM é utilizada para analisar fracturas ou traumas infligidos pela violência , no campo forense. [55,56,59] A ressonância magnética utilizada para CFR, para obter profundidades de tecidos moles mais precisas e avaliação de detalhes mais finos das características estruturais. [6] A ressonância magnética é também utilizada como uma potencial ajuda à TC para procedimentos de autópsia virtual para a visualização de órgãos de tecidos moles. [11] Espectroscopia de RM, Micro-tomografia e microscopia de RM são ferramentas especializadas de RM que têm sido recentemente aplicadas para procedimentos de virtopia. [66]

A **estereofotogrametria digital** é outra tecnologia avançada de imagem que é utilizada para CFR para a produção de fotografias de qualidade superior da superfície exterior, com imagens coloridas do rosto. [62]

Virtibots e **Virtomobile** são ferramentas avançadas moduladas pela inteligência artificial utilizada para DVI em medicina legal nos dias de hoje. [64] Os **scanners laser** são uma modalidade de imagem de superfície sem contacto e permitem a captura de imagens 3D do sujeito em CFR. [60]

A **imagem de fusão** é também descrita para este efeito, em que as tomografias computorizadas e as imagens faciais 3D são utilizadas em combinação através de um método óptico para CFR . [60]

O sistema de radiografia digital dentária **pós-morte assistida por computador (CAMPI), WinID e DEXISTM** tem sido utilizado nos últimos anos em DVI na odontologia forense. [40]

Assim, as diferentes modalidades de Imagens Maxilofaciais têm uma vasta gama de aplicações e provaram ser altamente benéficas na resolução dos mistérios não resolvidos das Ciências Forenses de uma forma muito simplificada.

Conclusão

A "odontologia forense" tem evoluído como especialidade ao longo dos últimos anos. O exame e avaliação das provas dentárias, a sua correcta gestão no tribunal são objectivos primordiais estabelecidos por peritos forenses. A "Radiologia Forense Maxilo-facial", tornou-se uma ferramenta importante neste campo e ajudou os odontologistas forenses no processo de investigação. [9] Desde imagens de dentes em radiografias 2D até à reconstrução forense de dentes utilizando imagens 3D, houve uma melhoria significativa no processo de investigação e a contribuição da Radiologia Maxilofacial é hoje uma "testemunha absoluta", do desenvolvimento do campo da Imagiologia Forense Maxilofacial. [75,76]

O aspecto mais importante da Radiologia Forense é a identificação de uma pessoa que pode ser alcançada por comparação de registos ante mortem e post-mortem. Registos radiográficos de estruturas anatómicas como os dentes e a sua relação com cada uma delas, morfologia dos seios paranasais juntamente com provas de restauração dentária ou outras descobertas incidentais em radiografias, incluindo patologias dos maxilares e dentes. Todos estes métodos podem ser utilizados com modalidades de imagem 2D juntamente com a radiovisiografia para identificação de vítimas desde há décadas. [8,9,40] Com os avanços tecnológicos, para assegurar uma melhor qualidade e exactidão das provas são utilizadas hoje em dia modalidades de imagem 3D como a tomografia computorizada e a CBCT. [7] Estas modalidades de imagem provaram ser ferramentas mais eficientes na geração de resultados precisos para o processo de identificação. [36,40]

A determinação da idade e do sexo na radiologia forense foi conseguida através de muitas modalidades de imagem e foram desenvolvidas várias técnicas radiográficas que são agora bem reconhecidas e estabelecidas no tribunal. Análise de trauma e lesão, análise de marcas de mordidas, reconstrução facial de Cranio e autópsia virtual são outros campos da ciência forense onde a Radiologia Maxilo-facial tem sido aplicada e está hoje em dia na moda. [60]

Entre todas as tecnologias utilizadas ao longo dos anos, foi finalmente possível gerar modelos de vida fisicamente acessíveis no mundo forense chamados "impressão 3D" ou "prototipagem inversa". [12] Anteriormente utilizada em muitos campos para obter réplicas 3D de estruturas desejadas, hoje em dia é utilizada em forense para auxiliar investigações. A ideia é utilizar dados digitalizados obtidos a partir de qualquer conjunto de dados de avaliação volumétrica como CT, CBCT, sans óptica intraoral/extraoral, é informatizada num formato adequado e os objectos desejados são obtidos como modelo replicado a partir da versão original. [12,21] A impressão 3D permitiu a reconstrução da cena do crime, análise 3D de marcas de dentadas, crânio, impressões labiais, digitalização de dentes e outras estruturas craniofaciais. [12,21] Esta tecnologia criou um caminho para obter resultados excepcionais e ampliação no campo da radiologia forense utilizando a Radiologia Maxilofacial.

Assim, pode concluir-se que a Radiologia Forense Maxilo-facial é uma incrível modalidade de imagem que tem marcado muitas estrelas a um nível universal no espaço forense. Cada modalidade de imagiologia provou ser uma excelente ferramenta, relativa ao período de utilização e tem uma vasta gama de aplicações em diferentes ramos e análise da odontologia forense, contribuindo assim significativamente em situações de tomada de decisão na Ciência Forense. [9,12,21] [As] ajudas radiológicas também alcançaram muitas multidões na apresentação de provas para fins médico-legais em todo o mundo. [9]

No entanto, ao contrário de muitos países desenvolvidos que aceitam as provas odontológicas, na Índia, a utilização da odontologia forense e o uso das provas fornecidas pela Radiologia Maxilo-facial no sistema de justiça criminal ainda não ganhou todo o ímpeto. [29] [Há] ainda mais necessidade de investigação e sensibilização em relação a este assunto para um estabelecimento mais profundo. Isto pode ser conseguido através da inclusão da odontologia forense como disciplina de pleno direito nos currículos académicos das faculdades de medicina dentária e envolvendo cada vez mais Radiologistas Maxilo-faciais na formação forense para os especializar como 'Peritos Forenses'.

No entanto, será incompleto concluir sem apontar o facto de que, o "espectro de raios" tem atravessado muitas multidões no campo da medicina legal e com as modalidades de imagem avançadas a aventurarem-se ao longo dos anos, foi criada uma mudança de paradigma no mundo forense pela Radiologia Maxilofacial, desempenhando ao mesmo tempo um papel fundamental para assegurar a aplicação da lei, e portanto, fazer justiça à segurança do homem comum.

Bibliografia

1. Achar MS, Shetty SR, Al-Bayati SF, Joshua A e Suneja R. Importância da radiografia em odontologia forense: Uma breve resenha do European Journal of Forensic Sciences. 2015;2(3):1-3. DOI: 10.5455/ejfs.183027.

2. Hegde P, Shetty S e Gupta L. Role and Importance of Forensic Odontology in Identification International Interdisciplinary Journal of Scientific Research. 2014;1(3):64-69.

3. Tarani S , Kamakshi S, Naik V e Sodhi A . Radiologia forense: Uma ciência emergente. Journal of Advanced Clinical & Research Insights. 2016;4:59-63 DOI: 10.15713/ins.jcri.158.

4. Sujatha S, Azmi RS, Devi YBK, Shwetha V e Kumar PT. CBCT - The Newfangled in Forensic Radiology. Journal of Dental & Oro-facial Research. Ago 2017;13(2):47-55.

5. Krishan K, Kanchan T, Garg AK. Evidência Dentária na Identificação Forense - Uma Visão Geral, Metodologia e Estado Actual. Open Dent J. 2015 Jul 31;9:250-6. doi: 10.2174/1874210601505090102050. PMID: 26312096; PMCID: PMC4541412.

6. Jawaid M, Amir A, Shahnawaz K, Qamar Y, Upadhay P e Singh J. Maxillofacial Imaging in Forensic Science: A   Newer   Approach.   Jornal Internacional de Investigação Médica Contemporânea. Agosto 2016;3(8):2491-2495.

7. Samuel SG, Pandey A, Dahiya MS. A Report on the Current Status of Radiology in Forensic Odontology in the Indian Scenario International Journal of Forensic Odontology. Janeiro-Junho de 2017;2(1):34-37.

8. Kumar R, Athota A, Rastogi T, Karumuri SK. Radiologia forense: Uma ferramenta emergente na identificação. Journal of Indian Academy of Oral Medicine & Radiology. Jul-Sep 2015;27(3):416-22.

9. Sinha S, Singh C, Chandra S, Singh SK, Mehta P. Papel da Radiologia Maxilo-facial na Expedição da Odontologia Forense. International Journal

of Oral Care and Research Outubro-Dezembro de 2018;6(4):89-92.

10. Chandrasekhar T e Vennila P. Papel da Radiologia na Medicina Dentária Forense. Journal of Indian Academy of Oral Medicine and Radiology. July-September 2011;23(3):229-231.

11. Rai S, Misra D, Tyagi T, Prabhat M e Gangwal P. Autópsia Virtual Guiada por Imagem: Um Adjunto com Modalidades de Tomografia Radiográfica e Computadorizada - Uma Ferramenta Importante na Identificação Forense. Journal of Indian Academy of Oral Medicine & Radiology October-December 2017;29(4):368-70.

12. Chaudhary RK, Doggalli N, Chandrakant HV, Patil K. Aplicações Actuais e Evolutivas da Impressão Tridimensional em Odontologia Forense: Uma Revisão. International Journal of Forensic Odontology July-Dezembro 2018;3(2):59-65.

13. Balachander N, Babu NA, Jimson S, Priyadharsini C, Masthan K. Evolução da odontologia forense: Uma visão geral. J Pharm Bioall Sci 2015;7:S176-80.

14. Baskarraj M, Gupta YM, Kumari RR, Samuel AV, Kannan SD, Mahesh R. Forensic odontology: Dentes supranumerários, a sua importância, e um estudo radiográfico na identificação de dentes supranumerários. Int J Odontol Forense 2016;1:39-42.

15. Vidhya A, Doggalli N, Patil K, Narayan K, Thiruselvakumar D, Abirami A. Autópsia virtual: Uma integração tecnológica de imagem em odontologia forense. Int J Odontol Forense 2019;4:2-6.

16. Smitha T, Sheethal HS, Hema KN, Franklin R. A odontologia forense como um instrumento humanitário. J Oral Maxillofac Pathol. 2019Jan-Abr ;23(1):164. doi: 10.4103/jomfp.JOMFP_249_18. PMID: 31110447; PMCID: PMC6503812.J Oral Maxillofac Pathol 2019;23:164.

17. Jain S, Choudhary K, Nagi R, Shukla S, Kaur N, Grover D. Nova evolução da tomografia computorizada de conebeam na odontologia: Combinação de tecnologias digitais. Imaging Sci Dent. 2019 Set;49(3):179-190. doi: 10.5624/isd.2019.49.3.179. Epub 2019 Set 24. PMID: 31583200; PMCID: PMC6761063. Odontologia 2019; 49: 179-90

18. Nagaraj T, Nigam H, Gogula S, Sumana CK, Biswas A. VIRTOPSY: Uma ferramenta emergente Journal of Advanced Clinical & Research Insights 2018;5:38-40.

19. Benghiac A, Ioan G, Moscalu M, e Bulias CL et al . Avaliação dos conhecimentos dos patologistas forenses romenos relativamente à utilização de exames de imagem na medicina dentária forense. Rom J Leg Med 2018;26:86-92. DOI: 10.4323/rjlm.2018.86

20. Rathod V, Desai V, Pundir S, Dixit S, Chandraker R. Papel da medicina dentária forense para dentistas: Um estudo abrangente. J Forensic Dent Sci. 2017 May- Aug;9(2):108-109. doi: 10.4103/jfo.jfds_93_15. PMID: 29263619; PMCID: PMC5717769.J Forensic Dent Sci 2017;9:108-9.

21. Khanna S, Dhaimade P. Explorando a 3ª Dimensão: Aplicação da Impressão 3D em Odontologia Forense. J Ciência Forense e Investigação Criminal. 2017; 3(3): 555616. DOI: 10.19080/JFSCI.2017.03.555616

22. Dwivedy S, Chandra S, Srivastava A, Chandra S, Shrestha P, Thakur R. Uma nova abordagem para a imagem e quantificação do côndilo mandibular através de radiografia panorâmica inversa modificada para determinação do sexo. Int J Odontol Forense 2017; 2:67-71.

23. Singal K. Identification on the Basis of Radiographs.Indian Journal of Forensic Odontology Volume 9 Número 2, Julho - Dezembro 2016 DOI: doi.org/10.21088/ijfo.0974.505X.9216.2

24. Arora KS, Kaur P. Papel da odontologia forense nas Forças Armadas indianas: Uma arena inexplorada. J Forensic Dent Sci. 2016 Set-Dez;8(3):173. doi: 10.4103/09751475.195124. PMID: 28123275; PMCID: PMC5210108.J Forensic Dent Sci 2016;8:173.

25. Pandit S, Desai D, Jeergal P, Venkatesh S. Awareness of forensic odontology among police personnel: Um novo raio de esperança na odontologia forense. J Forensic Dent Sci. 2016 Jan-Abr;8(1):56. doi: 10.4103/0975-1475.176949. PMID: 27051225; PMCID: PMC4799521.

26. Nandiasa SR, Kiswanjaya B, Yuniastuti M. Análise da precisão do método de medição dos dentes na radiografia periapical digital para identificação pessoal. Journal of International Dental and Medical Research. 2017 Jan 1;10(1):9-13.

27. Taneva ED, Johnson A, Viana G, Evans CA. Avaliação 3D das rugas palatinas para identificação humana utilizando modelos de estudo digitais. J Forensic Dent Sci. 2015 Set- Dec;7(3):244-52. doi: 10.4103/0975-1475.172451. PMID: 26816467; PMCID: PMC4714415.

28. Manigandan T, Sumathy C, Elumalai M, Sathasivasubramanian S, Kannan A. Forensic radiology in dentistry. J Pharm Bioallied Sci. 2015 Abr;7(Suppl 1):S260-4. doi: 10.4103/0975-7406.155944. PMID: 26015728; PMCID: PMC4439688.

29. Wadhwan V, Shetty DC, Jain A, Khanna KS, Gupta A. Uma chamada para uma nova especialidade: A odontologia forense como tema. J Forensic Dent Sci. 2014 May;6(2):97-100. doi: 10.4103/0975-1475.132535. PMID: 25125916; PMCID: PMC4130025.

30. Verma S, Mahima VG, Patil K. Análise radiomorfométrica do seio frontal para determinação do sexo. J Forensic Dent Sci. 2014 Sep;6(3):177-82. doi: 10.4103/09751475.137052. PMID: 25177140; PMCID: PMC4142408.

31. Elifritz JM ,Nolte KB, Hatch GM, Adolphi NL e Gerrard C (2014). Forense radiologia. Patobiologia da Doença Humana: Uma Enciclopédia Dinâmica dos Mecanismos das Doenças. Dezembro 2014. 3448-3458. DOI: 10.1016/B978-0-12-386456-7.06706-X.

32. Singh S, Bhargava D, Deshpande A. Sistema de biometria de ortopantomografia dentária para identificação humana. J Med. perna forense. 2013Jul ;20(5):399-

401. doi:

10.1016/j.jflm.2013.02.001. Epub 2013 Fev 26. PMID: 23756505.

33. Abduo J, Bennamoun M. Registo de imagens tridimensionais como instrumento de odontologia forense: uma investigação preliminar. Am J Forensic Med Pathol. 2013 Set;34(3):260-6. doi: 10.1097/PAF.0b013e31829f6a29. PMID: 23877240.

34. Tejaswi KB, Hari Periya EA. Virtopsy (autópsia virtual): Uma nova fase na investigação forense. J Forensic Dent Sci. 2013 Jul;5(2):146-8. PMID: 24255565; PMCID: PMC3826044.

35. Forrest AS. Recolha e registo de informação radiológica para fins forenses. Aust Dent J. 2012 Mar;57 Suppl 1:24-32. doi: 10.1111/j.1834-7819.2011.01658.x. PMID: 22376094.

36. Murphy M, Drage N, Carabott R, Adams C. Precisão e fiabilidade da tomografia computorizada de feixe cônico dos maxilares para identificação forense comparativa: um estudo preliminar. J Forensic Sci. 2012 Jul;57(4):964-8. doi: 10.1111/j.1556- 4029.2012.02076.x. Epub 2012 Mar 5. PMID: 22390716.

37. Panchbhai AS. Indicadores radiográficos dentários, uma chave para a estimativa da idade. Dentomaxillofac Radiol. 2011 May;40(4):199-212. doi: 10.1259/dmfr/19478385. PMID: 21493876; PMCID: PMC3520308.

38. Rehani S, Chandrashekhar C, Radhakrishnan R. The Role of Radiography in Forensic Dental Practice. IJDA 2011;3(1):413-417

39. Rutty GN, Robinson C, Morgan B, Black S, Adams C, Webster P. Fimag: o sistema de imagem de identificação forense/vítima de desastres do Reino Unido. J Forensic Sci. 2009 Nov;54(6):1438-42. doi: 10.1111/j.1556-4029.2009.01175.x. Epub 2009 Oct 5. PMID: 19804521.

40. Senn DR, Stimson PG.Forensic Dentisty .2ª Edição. Boca Raton Londres. Taylor & Francis Group : CRC Press;2010 ,Capítulo 2 História da Medicina Dentária Forense; p 11-24, Capítulo 9, Identificação Dentária Forense; p 163-186 , Capítulo 10, Radiografia Dentária Forense; p 187-

202, Capítulo 12, Identificação Dentária em Incidentes de Fatalidade em Massa; p 245-262

41. Madeira RE. Aspectos forenses da radiologia maxilofacial. Forensic Scientist Int. 2006 Maio 15;159 Suppl 1:S47-55. doi: 10.1016/j.forsciint.2006.02.015. Epub 2006 Mar 10. PMID: 16529896.

42. Rutty GN, Robinson CE, BouHaidar R, Jeffery AJ, Morgan B. O papel da tomografia computorizada móvel em incidentes de fatalidade em massa. J Forensic Sci. 2007 Nov;52(6):1343-9. doi: 10.1111/j.1556-4029.2007.00548.x. Epub 2007 Set 15. PMID: 17868270.

43. Capitaneanu C, Willems G, Jacobs R, Fieuws S, Thevissen P. Estimativa sexual baseada em medições dentárias utilizando radiografias panorâmicas. Int J Med. Legal. 2017 May;131(3):813-821. doi: 10.1007/s00414-016-1434-0. Epub 2016 Ago 17. PMID: 27534562.

44. Santos Leticia Ferreira dos, Galo Rodrigo, Silva Ricardo Henrique Alves da.
Avaliação do género em seres humanos através de radiografias oclusais. Braz. J. Oral Sci. [Internet]. 2015 Mar [citado 2020 Junho 03] ;   14(1):   23-26.   Available   from: http://www.scielo.br/scielo.php?script=sci_arttext&pid=S1677-32252015000100023&lng=en.   https://doi.org/10.1590/1677-3225v14n1a05.

45. Capitaneanu C, Willems G, Thevissen P. Uma revisão sistemática dos métodos de estimativa odontológica do sexo. J Odontostomatol Forense. 2017 Dez 1;35(2):1-19. PMID: 29384732; PMCID: PMC6100233.

46. Nadendla LK, Paramkusam G, Pokala A, Devulapalli RV. Identificação do género
utilizando medições radiomorfométricas de caninos através de análise discriminante da função. Indian J Dent Res. 2016Jan-Fev   ;27(1):27-31. doi: 10.4103/0970 9290.179810. PMID: 27054857.

47. Clemente MA, La Tegola L, Mattera M, Guglielmi G. Radiologia Forense:

Uma actualização. J Belg Soc Radiol. 2017 Dez 16;101(Suppl 2):21. doi: 10.5334/jbr- btr.1420. PMID: 30498810; PMCID: PMC6251081.

48. Pallam NK, Boaz K, Natrajan S, Raj M, Manaktala N, Lewis AJ. Método informático de análise de marcas de mordidas: Uma referência em medicina dentária forense? J Forensic Dent Sci. 2016 Jan-Abr;8(1):32-9. doi: 10.4103/0975-1475.176944. PMID: 27051221; PMCID: PMC4799517.

49. Shamim T, Varghese VI, Shameena PM e Sudha S. Human Bite Marks : The Tool Marks of the Oral Cavity. JIAFM, 2006 : 28 (2) ISSN : 0971-0973

50. Ali IK, Sansare K, Karjodkar FR. Análise da Distância Intercanina e Mudanças Dimensionais em Marcas de Mordedura em Alimentos Usando Tomografia Computadorizada de Feixe Cônico. Am J Forensic Med Pathol. 2018Sep   ;39(3):213-217. doi:
10.1097/PAF.0000000000000399. PMID: 29652674.

51. Shamim T. Medicina Dentária Forense Pediátrica. J Forensic Dent Sci. 2018 Sep- Dec;10(3):128-131. doi: 10.4103/jfo.jfds_79_17. PMID: 31143060; PMCID: PMC6528541.

52. Sujatha G, Sivakumar G, Saraswathi TR. Papel de um dentista na discriminação de abusos por acidente. J Forensic Dent Sci. 2010 Jan;2(1):2-4. doi: 10.4103/09742948.71049. PMID: 21189982; PMCID: PMC3009545.

53. Roberts F, Shopfner CE. Roentgenogramas de crânio simples em crianças com traumatismo craniano.
Am J Roentgenol Radium Ther Nucl Med. 1972Fev   ;114(2):230-40. doi:
10.2214/ajr.114.2.230. PMID: 505858510.

54. C. Stavrianos, K. Louloudiadis, C. Papadopoulos, N. Konosidou, E. Samara e D.
Tatsis, 2011. Challenging Dentists' Role: Identifying and Reporting Domestic Violence. Research Journal of Medical Sciences, 5:   32-

37. Asian Journal of

Tecnologia da Informação, 18: 250-260.

55. Tan SL, Peng SY, Wan L, Chen JM, Xia WT. Análise de lesões dentárias com implicações clínicas: Um relatório de caso forense. Lei Med Scientia. 2018 Jan;58(1):58-61. doi: 10.1177/0025802417750807. Epub 2018 Jan;24. PMID: 29363384.

56. Sarment DP, Christensen AM, The use of cone beam computed tomography in forensic radiology, Journal of Forensic Radiology and Imaging,2014 Volume 2, Número 4, Páginas 173-181, http://dx.doi.org/10.1016/j.jofri.2014.09.002i

57. Ilguy D, Ilguy M, Fisekcioglu E, Bayirli G. Detecção de fracturas na mandíbula e raízes usando tomografia computorizada de feixe cónico: um relatório de caso. Radiol de Dentomaxillofac. 2009 Mar;38(3):169-73. doi: 10.1259/dmfr/54020205. PMID: 19225088.

58. Schuknecht B, Graetz K. Avaliação radiológica do trauma maxilo-facial, mandibular e da base do crânio. Eur Radiol. 2005 Mar;15(3):560-8. doi: 10.1007/s00330-004- 2631-7. Epub 2005 Jan 21. PMID: 15662492.

59. Salvolini U. Lesões traumáticas: imagiologia de lesões faciais. Eur Radiol. 2002 Jun;12(6):1253-61. doi: 10.1007/s00330-002-1445-8. Epub 2002 Abr 24. PMID: 12042930.

60. Vanezis M, Vanezis P. Cranio-construção facial na identificação forense- desenvolvimento histórico e uma revisão da prática actual. Direito da ciência médica. 2000 Jul;40(3):197-205. doi: 10.1177/002580240004000303. PMID: 10976181.

61. Aulsebrook WA, I§can MY, Slabbert JH, Becker P. Sobreposição e reconstrução na identificação facial forense: um inquérito. Forensic Scientist Int. 1995 Oct 30;75(2-3):101-20. doi: 10.1016/0379-0738(95)01770-4. PMID: 8586334.

62. Khatri M, Misra D, Rai S, Misra A. Desdobrando o Misterioso Caminho da Reconstrução Facial Forense: Revisão de diferentes modalidades de

imagem.MAMC J Med Sci 2017;3:120-127

63. Rocha Sdos S, Ramos DL, Cavalcanti Mde G. Aplicabilidade da reconstrução facial 3D-CT para identificação individual forense. Pesqui Odontol Bras. 2003 Jan- Mar;17(1):24-8. doi: 10.1590/s1517-74912003000100005. Epub 2003 Ago 5. PMID: 12908055.

64. Joseph TI, Girish KL, Sathyan P, Kiran MS, Vidya S. Virtopsy: Uma integração da ciência forense e da imageologia. J Forensic Dent Sci. 2017 Sep-Dec;9(3):111-114. doi: 10.4103/jfo.jfds_52_16. PMID: 29657485; PMCID: PMC5887631.

65. Franco R, Couto S, Walter C, Patrick T, Guy W e Reinhilde J. Autópsia virtual em ciências forenses e as suas aplicações na odontologia forense. Rev. odonto cienc. 2012; 27(1): 5-9.

66. Nagi R, Aravinda K, Rakesh N, Jain S, Kaur N, Mann AK. Digitalização em odontologia forense: Uma mudança de paradigma nas investigações forenses. J Forensic Dent Sci. 2019 Jan-Abr;11(1):5-10. doi: 10.4103/jfo.jfds_55_19. PMID: 31680749; PMCID: PMC6822309.

67. Shetty S. Advanced Technologies an Aid in Forensic Odontology. Uma actualização do Jornal Internacional de Investigação Avançada 2015: 3 (10) 1615 - 1620 (ISSN 23205407).

68. Evans S, Jones C, Plassmann P. 3D imaging in forensic odontology. J Vis Commun Med. 2010 Jun 16;33(2):63-8. doi: 10.3109/17453054.2010.481780. PMID: 20557154.

69. Kettner M, Schmidt P, Potente S, Ramsthaler F, Schrodt M. Engenharia inversa - prototipagem do crânio em análise de trauma forense. J Forensic Sci. 2011 Jul;56(4):1015-7. doi: 10.1111/j.1556-4029.2011.01764.x. Epub 2011 Abr 6. PMID: 21470229.

70. Thevissen PW, Poelman G, De Cooman M, Puers R, Willems G. Implantação de uma etiqueta RFID em molares humanos para reduzir o trabalho de identificação forense dura. Parte I: princípio de trabalho. Forensic Scientist Int. 2006 Maio 15;159 Suppl 1:S33-9. doi:

10.1016/j.forsciint.2006.02.029. Epub 2006 Mar 23. PMID: 16563681.

71. Jeddy N, Ravi S, Radhika T. Current trends in forensic odontology. J Forensic Dent Sci. 2017 Sep-Dec;9(3):115-119. doi: 10.4103/jfo.jfds_85_16. PMID: 29657486; PMCID: PMC5887632.

72. Anuja P, Doggalli N. Software em odontologia forense. Indiano J Multidiscip Dent 2018;8:94-100

73. Chen YW, Stanley K, Att W. Inteligência Artificial em Odontologia: actual aplicações e perspectivas futuras. Quintessence Int. 2020;51(3):248-257. doi: 10.3290/j.qi.a43952. Erratum in: Quintessence Int. 2020;51(5):430. PMID: 32020135.

74. Nagi R & Rakesh N, Reddy S, Aravinda K, Ramanpal M e Tarun T.An overview of Application of Intelligent Systems in Forensic Investigations, J Dent Orofacial Res.2020;16 (1): 51-47.

75. Johnson A, Jani G, Pandey A, Patel N. Reconstrução de dentes digitais: Uma abordagem inovadora em odontologia forense. J Odontostomatol Forense. 2019 Dez 30;3(37):12-20. PMID: 31894133.

76. Carew RM, Errickson D. An Overview of 3D Printing in Forensic Science: A Terceira Dimensão Tangível. J Forensic Sci. 2020 May 13. doi: 10.1111/15564029.14442. Epub à frente da impressão. PMID: 32401341

77. Araneda N, Parra M, Gonzalez-Arriagada WA, Del Sol M, Haidar ZS, Olate S.
Análise Morfológica do Seno Maxilar Humano Utilizando a Impressão Tridimensional. Mossas Clínicas Contemp. 2019Apr-Jun;10(2):294-298. doi: 10.4103/ccd.ccd_548_18. PMID: 32308293; PMCID: PMC7145240.

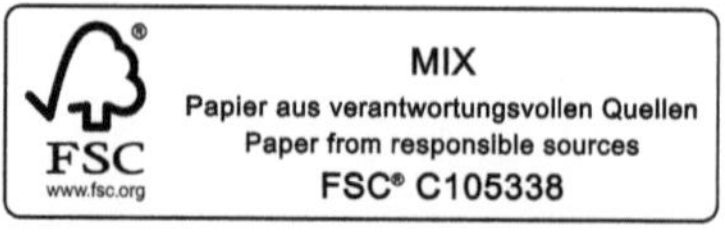

Printed by Books on Demand GmbH, Norderstedt / Germany